《互联网时代的健康传播》编委会

互联网时代的
健康传播

主编　王卫明　陈佳丽　余　玉

中国传媒大学出版社
·北京·

目　录

　　从字面上来看,健康传播就是关于健康信息的传播,救死扶伤是医生的天职,但治疗不是医生的全部工作内容。在美国纽约东北部的萨拉纳克湖畔,医学博士特鲁多的墓碑上镌刻着著名的墓志铭:"有时去治愈;常常去帮助;总是去安慰。"①特鲁多的墓志铭流传至今,激励着一代又一代医生,其中的"安慰"有时就是典型的健康传播。

　　从减少人类病痛的角度上来看,健康传播与科学治疗同等重要。从某种意义上来说,"安慰"也是一种治疗手段,病人及其家属也非常需要安慰。安慰,是一种人性的传递,是在平等基础上的情感表达,饱含着深深的情感,绝不能敷衍了事。对医护人员和病人家属来说,"如何安慰病人"是一个值得研究的课题。

　　当然,"安慰"不是"健康传播"的全部内容。"健康传播"包括但不限于以下内容:医患之间关于健康的对话,预防性保健信息的传播,医学知识

————————————————
① 原文是"Cure Sometimes,To Relieve Often,To Comfort Always"。

的传播,关于疾病预防的劝说,健康教育,关于健康信息的报道,对医院医疗工作进展的宣传,介绍药品、医疗器械的广告,患者病愈后的心得分享,等等。所以,本书对这些"健康传播"都有所涉及。

本书意欲对当下和未来的健康传播给予重点研究。本书尝试建构中国特色的健康传播理论新体系,以期提升未来中国的健康传播水平。

本教材获得南昌大学教材出版资助和南昌大学新闻与传播学院国家一流专业建设经费的资助。

第一章

健康传播概述 *

在当下社会语境中,基于"切实解决影响人民群众健康的突出环境问题""推动全民健身和全民健康深度融合""加强食品安全监管""努力减少公共安全事件对人民生命健康的威胁""为老年人提供连续的健康管理服务和医疗服务"等话题的健康传播研究得到了广泛关注。本章主要介绍健康传播的概念、分类,厘清我国不同社会历史阶段的健康传播行为,同时阐述健康传播研究的研究内容、研究方法和发展趋势。

第一节　什么是健康传播

一、健康传播的概念

(一) 对健康传播概念的理解

健康传播由来已久。我们推测,在原始社会,人类就开始开展关于饮食起居、

* 本章编者:陈佳丽,南昌大学新闻与传播学院博士、讲师;米雅璐,南昌大学新闻与传播学院博士生;佟霏,南昌大学新闻与传播学院讲师;李华英,南昌大学新闻与传播学院本科生。

身体保健的健康传播,形式主要是"口口相传"(口语传播)。之后,健康传播的形式逐渐进化到符号传播、文字传播和其他形式的传播。

但是,健康传播作为一门学问,并非始于古代。"健康传播"这个词的出现,远远晚于健康传播实践的出现时间。

"健康传播"这个合成词来源于国外。

1971年,美国心脏病学专家杰克·法夸尔(Jack Farquhar)和传播学家内森·麦科比(Nathan Maccoby)在美国斯坦福大学实施著名的"斯坦福心脏病预防计划"(Stanford Heart Disease Prevention Program,SHDPP),这一试验被视为健康传播研究的开端。

1972年,"治疗传播兴趣小组"(Therapeutic Communication Interest Group)成立。

1973年,"治疗传播兴趣小组"编辑了第一份专业性刊物——《国际传播学会简讯》,刊登有关健康研究的文章和资料。

1975年,"治疗传播兴趣小组"用"健康传播"代替"治疗传播",名为"健康传播学会"(Health Communication Division),出版大量专业书籍。

1984年,美国传播学者格雷·克利普斯和索恩坦撰写了第一部关于健康传播的专业著作《健康传播:理论与实践》,[①]以及《内科医生优化传播指南》和《健康传播专业人员手册》,奠定了健康传播研究的基础。

1991年,美国疾病防控中心(The Center of Disease Control and Prevention)设立专项基金和健康传播办公室,组建全国范围内的健康传播机构。

作为一个尚处于发展中的学科,健康传播的定义比较宽泛。首个开设健康传播学研究生课程的爱默森大学描述健康传播是"为个体、组织和公众提供健康信息,在重要的健康问题上影响和推动他们的一门艺术和技术,包括疾病预防、健康

---

① KREPS G C,THORNTON B C.Health communication:theory and practice[M].New York:Longman,1984.

促进、健康政策、商业以及提升社区中个体的健康和生活质量"[1]。美国著名传播学者埃弗雷特·M.罗杰斯(Everett M. Rogers)提出,健康传播是"以传播为主轴,借由自我个体传播、人际传播、组织传播和大众传播四个传播层级将健康相关内容发散出去的行为,是通过改变公众态度和行为以降低患病率和死亡率,有效提升国家生活质量和健康水准的行为"[2]。帕特丽夏·盖斯特-马丁(Patricia Geist-Martin)等学者认为健康传播是一个象征性过程,在这个过程中,人们从个体或集体的角度来理解、界定和适应健康和疾病的意义。[3]

在我国的相关著作中,多从传播过程理解健康传播,认为健康传播是健康信息传输、流动的过程,[4]是向个人、机构和公众进行告知,施加影响,激发行为的艺术和技术,[5]是通过各种渠道,运用各种传播媒介和传播方法,为维护和促进人类健康而制作、传递、分享健康信息的过程。[6]

总体来说,对健康传播的理解可以从个体与社会两个层面展开。

1.个体

在个体层面,有效的健康传播可以帮助人们提高健康意识,获取解决健康问题的信息和技能,促进人们合理利用健康保健服务,帮助人们制定健康保健方案,选择适合自己的健康保健服务和临床治疗服务。

2.社会

在社会层面,有效的健康传播可以影响社会发展规划的制订和实施,有益于健康政策和活动的推出,促进公共健康服务的发展,催生有益于健康和生活质量的社会规范。

---

[1] RATZAN S C. Education for the health professional[J].American behavioral scientist,1994;38.

[2] ROGERS E M. The field of health communication today:an up-to-date report[J]. Journal of health communication,1996,1(1):15-23.

[3] 盖斯特-马丁.健康传播:个人、文化与政治的综合视角[M]. 北京:北京大学出版社,2006:5.

[4] 北京医科大学.健康传播学[M]. 北京:人民卫生出版社,1993:1.

[5] 田向阳.健康传播学[M]. 北京:人民卫生出版社,2017:7.

[6] 米光明,王官仁.健康传播学原理与实践[M]. 北京:人民卫生出版社,1997:25.

(二) 与健康传播相关的几个概念

以下几个概念在健康传播研究中常常出现。

1.风险传播

风险传播是指在突发公共卫生事件中,在复杂、敏感、多变的情况下,与公众之间就有关被感染、侵害、累及的风险进行平等沟通的过程,包括促进社区参与对环境或其他健康危险因素的讨论,并寻求消除这些健康风险的方法。

2.危机传播

危机指对人类以及他们所重视的事物造成危险的事件、力量以及环境。危机的产生会引发大量对传播沟通的需求。危机传播是指有关评估、描述和管理危机的个人、群体与机构之间反复的信息交换过程。[①] 危险疾病是危机的重要组成部分,如艾滋病、口蹄疫、禽流感、SARS 等。

3.医患传播

医患传播是指医生与病患一方(包括患者家属)之间的沟通,涉及疾病的诊断、治疗和康复等内容。有效的医患传播,有利于医生对疾病做出准确诊断。这一领域的研究内容,主要包括医患之间的沟通对治疗效果的影响、对医护人员的传播训练、对病人的传播训练、对病人与家人之间传播关系的研究等。

4.健康教育

健康教育是通过有计划地向个人和群体传播健康信息、传授健康技能、实施健康相关行为干预,促使人们产生有益于健康的态度和价值观,养成并保持有益于健康的行为和生活方式的过程。健康教育对个人健康的积极作用,包括增强身体机能、保护心理与主观健康、有效维护工具性日常生活活动能力(IADL)、延迟功

---

① 刘瑛.美国之健康传播研究[J]. 华中科技大学学报(社会科学版),2011,25(5):99.

能限制、缓解健康折旧、提高预期寿命、降低疾病率与死亡率。[①]

科学的健康教育是《黄帝内经》[②]"治未病"思想的体现与实践。目前,世界卫生组织设置了专门的健康促进与教育合作中心。在中国,中国健康教育中心和中国健康促进与教育协会主办的《中国健康教育》杂志于 1985 年 10 月创刊。中国健康教育研究所成立于 1986 年,2001 年 12 月更名为中国疾病预防控制中心健康教育所,2008 年 9 月又更名为中国健康教育中心,现为国家卫生健康委员会直属事业单位。中国各省也有相应的健康教育机构。

(三) 从不同角度理解健康传播

理解健康传播,可以从传播学、医学、健康促进三个视角展开。

1.传播学视角

健康传播作为传播学的分支,可以被理解为传播学理论与方法在医学、健康领域的应用。从传播学的视角出发,健康传播的主要任务是研究如何有效、便捷、科学、准确地传播健康信息,其中关涉卫生(健康)新闻报道、专栏、制作、流通等。

2.医学视角

健康传播是医学研究的方向之一,主要研究通过医患沟通互动改善医患关系和增强治疗效果,关注传播对医疗服务的影响,包括医患沟通、治疗性沟通、医疗团队治疗方案协商和媒体支持等内容。

3.健康促进视角

健康传播研究医学知识和信息传播在防治疾病、促进健康过程中的作用,关注媒介在促进公众健康中的说服性应用,主要内容涉及健康保健知识、疾病危险因素知识、疾病防治和康复知识的传播等。

---

① 李黎明.生命历程视角下教育对健康的影响及其中介机制研究[J]. 西安交通大学学报(社会科学版),2020 (4):3.

② 《黄帝内经》是中国现存最早的医学典籍,是中医理论体系的基础,也是学中医者必读之书。

总体来说,当前国内外对健康传播概念的界定方式不一、理解角度不同,众说纷纭,但对健康传播的一般性理解是有共识的:健康传播具有多重性,以实践应用为导向,其核心主题是健康信息交流与健康教育。

二、健康传播的内容

作为人类社会围绕健康问题开展的信息传播与交流活动,维基百科解释健康传播为促进健康的信息发布活动,不同层面的人员之间有关健康问题进行信息交流。[①] 健康传播学则可以理解为研究健康信息传播过程中各个传播要素之间的关系,研究传播技巧、传播效果以及影响传播效果各种因素等相互之间关系的学科。

美国疾病控制中心(CDC)细化了健康交流活动的范畴,认为健康传播是公共健康与媒介传播、信息干预之间的结合,其流程大致分为以下九个阶段:(1)分析健康问题的背景以界定有关问题;(2)设立信息传播目的;(3)分析不同的信息传播对象;(4)设计与测试有待传播的信息中的概念;(5)选择信息传播渠道;(6)选择、制作和测试宣传信息以及相关产品;(7)制订推广实施计划;(8)实施信息传播战略与信息传播过程评估;(9)实施信息传播结果与影响评估。[②]

我国健康传播研究侧重关注信息传播与政府对公共卫生危机事件管理之间的关联,关注议题集中于健康传播实践策略、媒介环境/技术与健康传播、健康类报道/节目/产品、健康传播伦理与理论建构、健康教育/健康促进与媒介素养、危机事件与舆情、健康传播活动策划与效果评估、医患关系、健康信息需求与行为以及健康传播与文化研究,[③]强调对公众的宣传和教育。

健康传播研究集中于健康传播、食品安全、医患关系、公共卫生等中心主题,

① 闫婧,李喜根.健康传播研究的理论关照、模型构建与创新要素[J].国际新闻界,2015(11):8.
② 参见美国疾病控制中心官方网站:www.cdc.gov。
③ 王秀丽,罗龙翔,赵雯雯.中国健康传播的研究对象、学科建设与方法:基于范式建构理论的内容分析(2009—2018)[J].全球传媒学刊,2019(9):34.

其目的在于通过提高健康素养以影响人们在健康方面做出最好的选择,通过告知民众增进健康的方式,降低并避免健康风险,主要包括:(1)增强民众健康问题的常识;(2)影响民众对于健康问题的态度;(3)展示健康的行为方式;(4)展示公共健康行为的改变带来的好处;(5)推动有关健康问题的政策;(6)增进对健康服务的需求和支持;(7)澄清有关健康问题的误区。[①]

三、健康传播的分类

从上述健康传播的内容可以看出,健康传播的分类可以从不同角度去考察。根据传播渠道分类,可将其划分为个人层级、人际传播层级、社会机构层级、社区传播层级和公共政策层级,具体分类如下。[②]

(一)人内健康传播

研究传播者有关健康的信念、态度等对健康保健服务提供行为的影响,属于心理学范畴。人内健康传播的主要任务是学习健康相关政策、法规、理论和证据,做出有益于促进健康的决定。

(二)人际健康传播

研究人际传播对健康后果的影响,关注医患关系、健康教育、健康促进,开展患者咨询、健康咨询、行为指导、健康保健技能传授等,目的在于针对医患之间因经济、社会和文化背景不同而引起的鸿沟,加强对话和交流,使医患沟通更顺畅。

(三)群体健康传播

研究传播活动在促进群体健康中所应发挥的作用,包括医护人员、健康保健

---

① 闫婧,李喜根.健康传播研究的理论关照、模型构建与创新要素[J].国际新闻界,2015(11):8.
② 田向阳.健康传播学[M].北京:人民卫生出版社,2017:20.

人员、社会组织、伦理学委员会和家庭等群体成员之间分享健康信息,并做出健康保健决策。

(四)组织健康传播

研究如何运用传播活动,协调相关医疗组织机构和专家学者进行健康信息分享活动,促进提供多学科的健康服务和防控健康危险因素。

(五)社会健康传播

研究健康相关信息的编写、发送和应用,并利用大众媒体扩散传播,以促进健康教育和医疗保健实践;通过有效的传播活动,激发人们实际的健康促进行为。

四、健康传播的研究方法

健康传播研究综合运用定量研究方法、定性研究方法,涉及调查法、控制实验、个案研究、深度访谈、文献分析、内容分析、焦点小组、田野调查、民族志等方法。

(一)调查法

调查法是指对个体进行访谈和问卷研究的方法,是描述人的行为及心理过程最直接的方法,仅需要向受访对象提问即可。目前常被用于了解人们对电视节目、政治候选人以及其他对象的态度,是心理学研究广泛使用的描述性方法之一。

调查法的突出优势在于能在较短的时间内收集海量信息,但容易受样本代表性、人们对调查的态度、从事调查的方式等因素的影响。

(二)控制实验法

控制实验法是指通过实验因素和变量加以人为控制,对比分析研究对象实验前后发生的变化,以考察某些变量之间的关系,从而获得相关资料的研究方法。

控制实验法适合解释而非描述,特别适用于验证某些范围有限、只需分析少量变量与传播效果之间的因果关系的理论假设,研究过程可重复,结论具有可证伪性,科学性较强。

(三)个案研究法

个案研究法是指对具体个例的细节进行深入调查的方法,个例可以是少数个体、机构、社会团体。该方法通过对特定对象的描述和分析,采用多种方法收集有效完整的资料,对研究对象展开深入研究。

(四)深度访谈法

深度访谈法是"一对一"进行访谈的方法,访问者先行准备好访谈提纲,对受访者就相关议题进行深入了解,并在谈话过程中观察受访者的行为,可分为非正式谈话式访谈、书面访谈、标准化开放访谈等类型。

深度访谈的优势在于能够直接获得真实、可靠的第一手资料,是质性研究中常用的研究方法。

第二节　中国健康传播简史

一、中国古代的健康传播

中国古代的健康传播,多出现在与身体健康相关的语境中,与预防疾病或保持生命活力相关。在上古和中古时期,医书和个人诗文集中出现了很多保持生命活力的说法,如个人卫生、饮食饮水卫生、环境卫生、养生等方面,专注人的身心疾患。[①]《说文解字》对"盥""沬""浴""洗"这些字进行了解释。比如盥,有"澡手"之意;沬,被解释为"洒面";浴,意为"洒身"。[②] 环境卫生主要体现在房屋建筑方面对环境的要求,主张选择朝阳面、气候适宜、接近水源的地方,并强调排水、防晒、清扫、除虫等措施对人的卫生保健大有裨益。《周礼》中记载:"庶氏,掌除毒蛊,以攻说禬之,嘉草攻之。凡驱蛊,则令之,比之。"[③]到春秋时期,诸类说法更为具体,如保持口腔卫生,"鸡初鸣,咸盥漱",要求人们饮食后漱口;如将沐浴视为礼节,以"卿馆于大夫,大夫馆于士,士馆于工商。管人为客,三日具沐,五日具浴,飧不致,宾不拜,沐浴而食之"来表达尊敬之意。古人认为,沐浴既是治疗疾病的方式,又是清洁方式,能够促进血液循环……可见,古代有关健康传播活动的记载,多停留在保健、养生层面,以中国哲学思想体系为中心,围绕传统价值观念展开。

从传播学视角出发,依据传播媒介进行分类,可将我国古代大量的健康传播行为分为人际传播与印刷传播两大类。宋朝之前,健康相关知识在师徒之间或家庭内部之间以口耳相传为主。宋朝之后,卫生书籍越来越容易获得,识字率的提高、商业出版的发展、朝廷对卫生知识的重视等因素使得这些知识谱系代代流传,健康知识传播得以大面积扩散。

(一) 人际传播

古代的人际健康传播依据传播者的不同,主要分为民间自发的人际传播和医患之间的人际传播两类。[④] 民间自发的人际传播以传闻、典故、习俗为主要传播内容,如"多食一点姜,不用开药方""寒从脚起,病从口入""春捂秋冻,不生杂病""白菜萝卜汤,益寿保健康"等。

① 陈佳丽.传播与流变:媒介视野下西方卫生知识在近代中国的流通(1840—1937)[D].武汉:华中科技大学,2018.

② 李经纬,林昭庚.中国医学通史古代卷[M].北京:人民卫生出版社,2000:41.

③ 黄公渚.周礼[M].北京:商务印书馆,1936:76.

④ 张自力.健康传播与社会百年中国疫病防治话语的变迁[M].北京:北京大学医学出版社,2008:279.

医患之间的人际传播主要发生在治病疗伤的过程中,健康信息的传递与求医治病的行为同步发生。由于医者在专业上的权威性,这种单向传播的权威性、可信度和接受度更高。

(二)印刷传播

除人际传播之外,造纸术和印刷术的出现和普及,使印刷传播成为古代健康传播的另一种重要形式。战国以后,扁鹊等民间医师兴起,带有官方色彩世袭的传授逐渐转变为借助授书传递医学知识。这些书籍大都是医学典籍,师徒之间通过传授、诵读、理解及验证四个环节来完成知识传授,典籍在此传授过程中扮演了核心角色。印刷传播的特点导致书籍传播内容较难被普通民众所理解和接受,因此,往往普及率较低,多在医药专业领域流通。

战国时期和秦汉时期的医学传授谱系不明,直至汉末华佗、张仲景出现,家传医学兴起,师徒授书发展成为带有封闭保守特点的家传医学。从 11 世纪晚期开始,刊本越来越容易获得,数量多,价格便宜。12 世纪开始,初步形成了由医家、学者、民间印刷坊组成的网络,既有书商刊本,又有医家个人著作,促进了健康传播行为的发展。医学书籍进行大量印刷,使印刷物稳居传播媒介首位。而这些书籍涉及健康知识的方方面面,如《济生产宝方》《胎产须知》《妇人大全良方》《丹溪心法》《雷公炮制药性解》《伤寒指掌》《万氏家钞济世良方》等。

总体看来,中国古代健康传播内容多集中在预防疾病、养气保命等方面,对健康的促进停留在个人行医和著书立说层面,是一种小范围的知识传播,缺乏社会性的覆盖。随着印刷业的发展,书籍流通量逐渐增大,流入社会的书籍也相应增多,健康传播行为对特定阶层的影响也逐渐加深。

二、中国近代的健康传播

报刊等新媒介的出现改变了近代健康知识传播的局面,新的传播方式导致近代人们健康行为方式的变化。

(一) 报刊传播

19世纪末,凭借印刷技术的改进,现代报刊以其点对面的传播优势,将健康知识传播至千里之外,为民众突出焦点信息,造就可见的健康教育文本,引导大众关注健康隐患。在报刊信息传播行为过程中,与健康相关的知识频繁出现在报刊上,成为当时的热点话题,甚至形成舆论,成为人们关注的中心。

现代报刊通过集中阐述、发表论说,甚至设立健康知识专栏,展开对健康与国家富强的讨论。报刊中与健康相关的论断,与西方世界营造的科学价值观相契合,相关的说法有:"其中最为切要者,厥有五端,一曰光、二曰热、三曰空气、四曰水、五曰饮食"①;"则饮水须求清洁,卧处须求高燥通风,街道庭除粪除污秽之物,蔬果肉食须求有合于养生者"②;"沿河居民准将秽物堆在岸旁立牌之处,不得堕于河中,惟秽水内无别物方准泼入"③等。这些文章接受以科学为核心的新知识,阐明医学健康对于个人和国家的重要性。

现代报刊向社会传达与健康生活相关的观点,重构了社会对于健康的理解,观点分别涉及内涵意义、认识层面和伦理层面,均有别于中国古代健康传播行为。知识精英们出于治病救国的考量,有意识地将国民健康与民族、文明、种族相关联,如"自一千八百四十二年以来,举国若鹜。普之将蹶法也,日之间图我也,为其国之大小,民之众寡不敌也,于是倡为强种之说,学堂通课,皆兼卫生"④;"卫生一道,与国民有至大之关系,而我国人素不留意,以致人种日弱,寝成隐患"⑤;"饮食居处之间,龌龊污秽,不可响迩,小之一身一家受疾疫呻吟之苦"⑥;"医学卫生事业

---

① 卫生说[N].申报,1896-08-13(1).

② 霍乱论[N].申报,1895-04-04.

③ 天津卫生局示[N].北洋官报,1904(224).

④ 梁启超.梁启超全集:第一册[M].北京:北京出版社,1999:141.

⑤ 卫生琐语[N].大陆(上海1902),1904,2(7):41.

⑥ 卫生论[J].东方杂志,1905(8).

可大破社会迷信之毒,以求社会文明发达"①。

现代报刊的观点表达及舆论引导,逐步推进了健康知识的构建。健康知识本身也在这个过程中被报刊重新塑造,地理空间上健康知识从港口城市向内陆地区逐渐扩散,知识内涵完成转型。

(二) 其他方式

除借助现代报刊传播外,布告、宣讲也是近代健康传播行为的主要媒介。布告内容浅显,通俗易懂,常出现于《畿辅近事》《本省近事》栏目中。

宣讲疏通了官办媒介接近民众的通道,最大限度地照顾到民众的阅读感受,实现社会动员和民众启蒙,如"探闻八旗学堂日本教育左伯君以天时不正瘟疫流行特在本堂讲演卫生"②。

报刊、布告、宣讲、统计等媒介,扩大了健康知识的传播半径,起到了教化民众的作用,使群众获得了接触健康知识的新机会,社会心理及生活习惯因此有所改变。

第三节　健康传播研究综述

一、国外健康传播研究综述

健康传播(Health Communication)是传播学研究的一个重要分支,建立在众多学科的研究成果之上。健康传播最直接的理论来源有传播学、医学和教育学。健

---

① 论中国前途与医学之关系(下)[J]. 东方杂志,1905(6).
② 八旗学堂演说卫生[N]. 北洋官报,1906(1041):6.

康传播研究肇始于美国,在学界还没有正式承认它之前,一直被称作"治疗性传播"。直到 20 世纪 70 年代,学界才给予了"治疗性传播"一个更确切、内涵更丰富的名字——"健康传播"。

健康传播研究缘起于 1971 年美国斯坦福大学的"斯坦福心脏病预防计划"。1972 年,科斯其(Korsch)和尼格利特(Negrete)发表在期刊《科学美国人》(*Scientific American*)上的论文《医患沟通》(*Doctor-Patient Communication*),也被许多学者视为健康传播研究的起点。同年,国际传播学会(ICA)成立了"治疗性传播兴趣小组",1975 年正式更名为"健康传播学会",这也是学术界第一次正式使用"健康传播"这一概念。1977 年,《传播学年鉴 I》发表了健康传播领域的第一篇论文。20 世纪 80 年代开始的"预防艾滋病运动"使得健康传播研究在以美国为代表的西方传播学界从隐性走向显性,众多的学者加入和研究资金的投入使健康传播研究在很短的时间内迅速发展成为传播学研究的一个重要分支。1984 年,由美国传播学者格雷·克利普斯和索思坦合著的《健康传播:理论与实践》一书出版,这是全世界第一本有关健康传播的专业论著,这意味着健康传播研究在学术领域达到了一个新的高度。1989 年,全美第一份健康传播专业期刊《健康传播》(*Health Communication*)问世,标志着健康传播学正式有了自己的学术研究阵地。① 20 世纪 90 年代,美国的健康传播研究进一步专业化和规范化发展,形成了高校科研带动的研究链条。1996 年,《健康传播杂志》(*Journal of Health Communication*)问世,这是一本前沿性的学术期刊,侧重国际性、应用性研究,它包含了健康传播学领域的最新研究成果,涉及世界各地的管理学、心理学研究以及健康教育研究,影响力较《健康传播》更大。与此同时,美国高校健康传播专业也逐渐设立,健康传播专业人才的培养逐步推行。据美国全国传播学协会统计,截至 2003 年,全美各高校中有 20 多个健康传播学博士项目和 40 多个硕士项目,专业传播学研究人员的不断加入促使美国健康传播研究不断走

---

① 吴丽娜.当代美国健康传播的研究与发现[D].兰州:兰州大学,2014.

向完善。①

有学者对《健康传播》和《健康传播杂志》两大期刊近年刊登的文章进行梳理与分析,发现近年来国外健康传播学研究总体上呈现出两大趋势。第一,研究主题向多元化、深度化发展,其中,经典研究领域呈现细分化趋势,主要表现为对医患关系和热点话题的健康宣导运动的精准化、深度化讨论。随着互联网、人工智能等技术的兴起,以新技术应用于医疗健康场景的新兴研究出现了,如对"互联网+健康传播"以及新时代背景下的健康素养的讨论。第二,研究范式跨文化、跨学科演变。其中,跨文化视野下的健康传播研究成为热点,大量的研究考察了健康传播中的文化差异,海外健康传播研究视野中也开始出现中国的身影。随着健康传播与各学科的交叉发展,人文与艺术视野下的健康传播跨学科研究也受到越来越多的关注。②

二、国内健康传播研究综述

国内的健康传播研究起步较晚,发展相对滞后,而且从一开始引入健康传播的不是传播学者,而是健康教育学者,所以传播学者在健康传播研究中长期处于一种缺席的状态。虽然过去卫生界、新闻界一直利用报刊等大众媒体介绍卫生及健康知识,但都局限于"卫生宣传"或"健康教育"的范畴。有学者提出,中华人民共和国成立之后的健康传播发展经历了三个阶段,分别是卫生宣传时期、健康教育与健康促进时期、健康传播时期。从卫生宣传到健康教育与健康促进,在传播目的和效果上实现了从单纯普及健康知识到"普及健康知识、塑造健康观念、改变健康行为"三位一体的转变,这是健康传播发展过程中的第一次飞跃;从健康教育与健康促进到健康传播,在信息流向上实现了从单向到互动、从自上而下到平等

① 商丽娜.中国大陆健康传播研究评析[D].重庆:重庆大学,2014.
② 苏婧,李智宇.超越想象的贫瘠:近年来海内外健康传播研究趋势及对比[J].全球传媒学刊,2019(3).

交流的转变,这是健康传播过程中的第二次飞跃,确立了"传播观"在健康传播活动中的重要地位。[①]

长期以来,国内的健康传播研究学术论文多发表在由中国卫生宣传教育协会创办的《中国健康教育》杂志上。1987 年,全国首届健康教育理论研讨会在北京举行。随后 1989 年,联合国儿童基金会在与中国政府第四期卫生合作项目中,增加了健康教育项目,目的是广泛传播妇幼保健知识,并强调了健康信息的内容传播及传播技巧的培训问题。1993 年,第一本健康传播方面的专业书籍《健康传播学》出版。这本书被很多学者视作我国健康传播研究的开端。编写团队主要由公共卫生学者组成。也就是说,我国健康传播学并非诞生于传播学。正因如此,很多专家学者在综述我国健康传播学科发展时,都曾不约而同地提出了"传播学者缺位""公卫学者主导"的命题。1996 年,由米光明、王官人主编的《健康传播学原理与实践》的出版,被视为我国健康传播研究领域的一个里程碑。

进入 21 世纪以来,中国的健康传播研究进入了快速发展期,在教材编写、研究团队、专业机构等方面取得了丰富成果。2001 年,张自力博士发表的论文《论健康传播兼及对中国健康传播的展望》,得到了学界对于健康传播研究的广泛关注。此后,《现代传播(中国传媒大学学报)》《新闻大学》等专业性的新闻传播类期刊相继刊载了许多关于健康传播议题的学术文章。而 2003 年的"非典"事件则使健康传播真正进入了主流的话语空间和研究视野。可以说"非典"是以一种突然的方式把健康传播推到了历史的前台。"非典"之后,传播学者才开始逐步介入健康传播领域,但仍呈现出明显的传播中心视角,相当一部分文章是以大众媒体如何呈现某个具体的健康议题为研究对象,议题关注范围较窄,多集中在艾滋病防控、大众媒体传播效果、媒体报道框架分析上。2006 年 5 月,北京大学出版社策划出版了"世界传播学经典教材"系列丛书,首次推出国外健

---

① 陈汝欣.中国健康传播与公众健康行为优化分析[J].新闻研究导刊,2017,8(1):85.

康传播学译著《健康传播：个人、文化与政治的综合视角》。2006 年 10 月，首届中国健康传播大会在清华大学召开，此次论坛旨在拓展我国健康传播研究实践，唤起社会各界对健康传播的关注，增强大众的健康意识。2008 年，中国健康教育中心正式挂牌成立。2009 年，北京大学出版社出版了张自力博士编著的《健康传播学：身与心的交融》一书，该书对我国的健康传播进行了系统而全面的总结（见表 1-1）。2010 年，清华大学媒介调查实验室推出《中国健康传播研究（2009—2010）：从媒体舆论到医患沟通》，这是国内首次采用实证方式，对健康传播问题进行全面、系统的量化分析的著作。[①]

　　经过二十多年的经验总结，国内学术界在健康传播研究领域的学术框架初见端倪，但尚处于学科建制探索阶段，且遗憾的是，目前国内高校的新闻学或传播学专业中并没有单独的"健康传播学"专业，基础平台的缺乏制约了教学、科研和专业人才的培养，整体研究尚处于描述现象、个案讨论和概括此领域宏观特征的初级阶段。因此，有学者对中国是否存在完整意义上的健康传播学研究体系仍然存疑。[②]

表 1-1　健康传播研究的发展历程[③]

	20 世纪 70 年代	20 世纪 80 年代	20 世纪 90 年代	21 世纪
美国	学科萌芽	构建学科框架	发展完善	走向成熟
中国台湾	学习、引进	理论应用	快速发展	学科建制
中国大陆	学习、引进	理论应用与发展	学科建制探索	

　　可喜的是，健康传播研究已经在国内传播学界、医学界获得高度关注。2021 年 4 月 17 日，中国新闻史学会第六届常务理事会第三次会议通过了关于成立健康传播专业委员会的决议，这是中国新闻史学会立足健康中国战略、服务国计民生、

---

① 赵曙光，李蓂，倪燕.中国健康传播研究（2009—2010）：从媒体舆论到医患沟通［M］.长春:吉林大学出版社，2010.

② 张自力.论健康传播兼及对中国健康传播的展望［D］.上海:复旦大学，2001.

③ 该表引自张自力的《健康传播学：身与心的交融》一书。

引领健康传播前沿学术研究和优质人才培养的必要举措。2021 年 8 月 2 日,中国新闻史学会健康传播专业委员会在复旦大学成立。

三、健康传播研究的趋势

当下,健康传播研究成果主要体现在以下九个方面:大众健康传播媒介与效果研究,组织健康传播研究,以医患关系为核心的人际健康传播,健康教育与健康促进研究,健康传播的外部环境研究,健康传播与文化研究,艾滋病、安乐死、同性恋、器官移植等特殊议题的研究,健康传播史的研究,健康危机的传播研究。[①] 相关议题涉及健康传播的方方面面,显示健康传播研究视角的多维度、多层次以及多学科交叉的特性。综合目前研究成果,健康传播研究未来将呈现两大发展趋势:其一,从社会、文化、政治等不同的研究视角出发;其二,从医学、公共卫生学、卫生保健学、传播学、社会学、心理学、教育学等不同学科层面的融合角度出发。

健康传播是融合传播学、公共健康学、医学、心理学和社会学的综合性交叉学科,涵盖文化、政治、社会等各个方面,需要多学科的共同合作开展相关研究,并借助健康传播和健康教育的实践活动来推动。要增强规范化与理论跨学科运用的多元化发展,其中传播学、心理学、社会学理论是健康传播发展的基础,临床医学是健康传播的知识核心。要加强跨学科合作,通过传播学者与医学、社会学等领域学者的合作,实现知识的流动与互补,强化研究成果的专业性和多样性。

健康传播研究的学科性日渐明显,学者们逐渐重视运用传播学的理论方法从事与健康促进相关的应用性研究,运用传播学的研究框架为健康传播研究带来新的研究视角。

---

① 张自力.健康传播研究什么:论健康传播研究的 9 个方向[J]. 新闻与传播研究,2005(3):42.

　　未来的健康传播研究者,应该了解国外健康传播研究的新视角与方法,丰富我国健康传播研究,并结合本土实际发展新的研究方向;关注国外学者研究议题和研究方法,充实我国健康传播理论建设,推动学科对话产生更多共性空间;借鉴发达国家的经验开展相关健康传播活动和项目,有针对性地运用相对成熟的框架和模型,指导本土健康传播实践。

第二章

医疗机构的健康传播

第一节 医患沟通的原则与技巧

如今,医生是一个"平民化"的职业,这迥异于 18 世纪末医生角色的"神化"①。在当下,医生与患者是唇齿相依的两类主体,但遗憾的是其内部矛盾表现出愈演愈烈的趋势,暴力伤医事件屡屡发生。整体来看,医患沟通不畅是其主要原因之一,因而寻找更富有成效的医患沟通原则和技巧已刻不容缓。具体来说,医患之间要遵循以诚相待,换位思考;适时适度,责任担当;彼此理解,共同商讨;耐心安抚,及时疏导;渠道畅通,正面交流的原则,同时也要注意信息"负荷"与符号互通问题,尽可能提高反馈的及时性与灵敏度,并引入第三方介入的调节机制,同时增加协同互补的沟通环节,从根本上改善医患关系,从而达到遏制伤医事件发生的目的。

---

① 福柯. 古典时代疯狂史[M]. 林志明,译. 北京:生活·读书·新知三联书店,2005:700.

一、伤医事件与医患沟通

近年来,医学技术飞速发展,医疗水平不断提高并取得重大突破,但随之出现的社会问题也愈加的复杂和棘手。目前,暴力伤医事件层出不穷,江西吉水伤医事件以及江西南昌注射器伤医事件等一系列恶性案件接连发生,其背后原因引人深思。有调查表明,诊疗结果与患方期待落差大、医患沟通不到位、诊疗费用高出患方承受能力是事件发生的主要诱因。[①] 其中医患沟通不畅问题是基础性、内部性、根源性问题,这一问题可以在医患双方或是多方的共同努力与调节下有所改善。医患沟通是"医"和"患"之间的人际沟通。医患关系是医患沟通的基础,而医患沟通的质量又反过来决定医患关系的好坏。[②] 医生与患者本非对立面,但两者之间断裂式、疏离式的沟通方式致使恶性伤医事件一再发生,从过去的医闹到如今的伤医,足见其发展态势愈演愈烈,长此以往势必会导致医生的职业期待受挫,患者产生焦虑与恐慌的就医情绪,更为严重的是,这极有可能发展为社会长期存在的一种"病症",既危及人民生命安全,又影响社会和谐稳定。因而协调并改善医患关系,寻求更加畅通、更富有成效的医患沟通模式,不仅有利于医生重塑职业观,患者正视价值观,同时还将对国家发展和社会稳定有所助益。

二、医患沟通的原则

(一)以诚相待、换位思考原则

从本质上讲,医生和患者是处于平等地位、相互依存的两类个体。医生救死

---

① 贾晓莉,周洪柱,赵越,等. 2003 年—2012 年全国医院场所暴力伤医情况调查研究[J]. 中国医院,2014(3):3.
② 朱婉儿. 医患沟通基础[M]. 杭州:浙江大学出版社,2009:4.

扶伤,患者寻医问药,两者实际上并不存在对立性和冲突性。但当下暴力伤医事件屡见不鲜,其恶性程度更是不断升级,甚至达到伤医致死的程度,已经逐渐从违背道德上升至刑事犯罪。究其原因沟通障碍和信任缺失是不容忽视的重要因素,因而我们需要关注并重视这一潜在的交流隔膜所引发的危害,尽可能从根源上杜绝危险事件的发生。就医患沟通而言,真实坦诚是最根本性、基础性的要素,医生与患者在进行沟通时应该以诚相待、以心相交。医生应该以最真诚的态度对待患者,同时患者也应该对医生表示尊重和信任,彼此换位思考,开展基于"心理平等"的互补沟通,①以便后续治疗环节的顺利开展。

(二) 适时适度、责任担当原则

作为医生,要切记遵循适时适度的原则,针对患者的不同病情、不同状况及时进行具有针对性、有效性的沟通和交流,要充分考虑患者的心理承受能力、患者的经济状况、家庭条件等一系列相关因素,要对患者的病情进行综合考虑和全面分析,以最有利于患者接受的方式进行病情交流,并掌握最佳时机。同时也要注意用词和语气,注意方式方法,最重要的是不能推卸责任,要秉持职业道德,患者的诉求是治病康复,因而医生不仅仅是单纯地、机械化地灌输相关信息,将利害关系表明后便高枕无忧,而应该充分发挥责任意识和服务精神。

(三) 彼此理解、共同商讨原则

医生和患者只是特定时空内的两种角色,这两种角色相生相伴,具有千丝万缕的联系,两者需要通过对话、沟通、交流来推动诊疗环节的有效进行。因而在整个治疗过程中,双方应该秉持彼此理解、共同商讨的原则。医生应该理解患者求诊心切的心情,患者也要注意聆听医生给出的治疗方法和意见。若有问题双方要第一时间提出,相互交流,共同制定诊疗方案,力求达成彼此理解、相互信任的最

---

① 伯恩. 人间游戏:人际关系心理学[M]. 田国秀,等译. 北京:中国轻工业出版社,2006:19.

佳沟通模式。

(四)耐心安抚、及时疏导原则

医生在诊治病人时,应该注意观察病人的情绪,了解病人的心理。在病人对病情表示担忧、焦虑、不解时,要及时进行安抚,疏导病人的情绪,询问病人的想法以及疑虑,及时进行沟通交流,有效解决现实问题,避免患者因大量不良情绪而产生仇视心理,从根源上避免伤医事件发生的可能。在医患沟通时,医生不仅要关注病人的病情,也要关心病人的情绪,要增强"以病人为中心"的医患沟通意识,"以病人为中心"已经成为医院的服务宗旨,[1]医生要力求做一名热心、温暖、有爱的医务工作者,不仅要重视沟通技巧、人文关怀,还需要掌握心理评估的基础技能,评估患者的心理状态,及时沟通和预处理,[2]从而有效提高医患沟通的效果。

(五)渠道畅通、正面交流原则

医患沟通要依托面对面、一对一的渠道,这样可以避免因为沟通渠道障碍双方出现理解偏差和错误,尽最大可能地避免传播隔膜的出现。在此方面,医院应该尽量延长每位患者的诊疗时间,为医生和患者提供足够的面对面的沟通机会,避免出现就诊时间过短、沟通机会较少、他人打扰等外界因素干扰问题,要保障医患沟通渠道的畅通,为患者提供更多正面交流机会,从而达到沟通的最优化。此外,在面对面沟通时,可以采取以预防为主的沟通、书面沟通、集体沟通、协调统一后沟通、实物对照讲解沟通等方法。[3]

---

[1]　王芙蓉,张云,苗志敏,等. 医患沟通现况调查及改进对策[J]. 中国卫生质量管理,2012(1):51.
[2]　胡蕙芬,秦春香,唐四元,等. 基于质性研究的胎儿畸形引产患者视角下医疗暴力发生的潜在因素分析[J]. 邵阳学院学报(自然科学版),2020(6):102.
[3]　崔隽,于洪. 从心理学角度谈医患沟通技巧[J]. 包头医学,2007(1):22.

三、医患沟通的技巧

(一)注意信息"负荷"与符号互通

每个个体的信息接收容量都存在峰值,若医生一味超负荷、单向度地向患者输入病情信息、费用信息等内容,很容易使患者的信息接收容量达到上限甚至是过载。患者一时间无法接受如此庞杂的信息内容,极易产生不满情绪。若此方面负面情绪迅速堆积,又没有合理而有效的输出途径,就会引发患者的非理性行为,这将大大提高伤医事件发生的概率,这既无益于医生问诊,也无益于患者治病,甚至会造成严重的社会不良影响。从经济学的角度来看,信息过载和无效沟通实际上是一种低效率的产出,是对时间、精力等要素的浪费。此外,我们还要不断扩大医生与患者之间的共同意义空间,避免出现编码与解码之间的障碍,保障语言符号的互通有无,医生尽量将专业术语简明化、通俗化,患者也要尽可能地清晰表达诉求,由此才能形成双向互通的交流模式。此外,还要注意情感沟通,情感沟通必须存在于医患沟通中,这不仅是医生的工作,而且要认识到关系亲近、建立互信是医患沟通的目的。[①] 医生需要站在患者的角度,实现开放式共感的沟通模式,由此建立新型的医患关系。[②]

(二)提高反馈的及时性与灵敏度

许多恶性、暴力伤医事件发生的背后都暗藏着反馈灵敏度低、及时性差的问题,这会在一定程度上加速事件的进一步恶化,最终引发不可弥补的严重危害。患者起初的不满情绪只占据负面情绪的一小部分,但由于申诉无门,反馈无果,此

---

① 任朝来. 医患沟通的实用技巧[J]. 医学与哲学,2015(6):56.
② 谢保群. 论医患沟通中医生的语言沟通技能[J]. 医学与哲学(人文社会医学版),2010(1):34.

种不良情绪不断储存、堆积直至爆发，甚至会升级为过激行为。这一暴力事件的发生不仅危及医生生命，损害医院名誉，同时患者也将面临牢狱之灾，对于个体、社会、国家都是极其不利的。因而医院要设置系统而完备的反馈机制，使处于基层的医生和患者都拥有信息反馈的途径，这将有利于负面情绪的疏导和沟通交流的畅通。

（三）开展第三方介入的调节机制

从医闹到伤医，我们可以看到医患之间的紧张关系持续升级，且伤医事件往往发生在医院，这就说明院方也是事件的另一主体，医院具有不可推卸的重要责任。在处理医患纠纷时，医院也需要成立相关的沟通疏导和医患调节部门，在患者与医生发生纠纷时，应及时出面进行协调，将事件可能发生的危害降到最低，及时避免事件的进一步恶化。同时除院方外，社会相关部门也要成立专门协调医患关系的机构，以第三方的方式进行沟通协调，此种方式更客观，也更为有效，能够取得医生和患者的信任，起到改善调节效果的积极作用。良好的医疗环境离不开医患沟通的顺利进行，医患双方的交流水平对于患者的治疗质量、效率具有直接影响，同时对社会精神文明、物质文明建设也具有间接影响，[1]因而应该重视协助医患沟通。

（四）引入协同互补的沟通环节

目前，伤医案例中的主要矛盾集中在医生与患者两类主体上，而医院内的其他工作人员，如护士却很少发生医患纠纷问题，可见其可以成为协调医患沟通的另一类主体，能够承担调节医患关系的重任，成为改善医患关系的催化剂。根据生物—心理—社会医学模式，患者是一个心身统一的整体，而且心身是相关的，发

---

① 陆泉,李畅,刘婷,等. 在线医患沟通中的知识不对称研究[J]. 信息资源管理学报,2021(1):91.

病的原因中既有生物学因素，也有心理社会因素，①因而需要有专门的主体来关注患者的心理因素。当患者就诊时，护士可以协助医生尽可能地对患者进行疏导，用亲和友善、通俗易懂的语言向患者传达医生的用意，使患者能够更加深入地了解病情信息和就诊步骤，这将在一定程度上降低伤医事件发生的可能性，推动医患沟通有序进行。

当下，伤医事件只是一种表象，而实际隐含的则是多方面、深层次的社会问题，对待这一涉及领域庞杂、主体范围宏大的复杂事件，我们要进行全方位、多角度的审视和思考，不能仅仅立足于医生与患者两类当事者角度，这样很难做到"标本兼治"。我们要综合考虑当下医疗体系制度、医患交流模式、沟通原则和技巧等问题，力求出台多维度的综合解决方案，从而有效促进医患之间的沟通与交流，尽最大可能降低伤医事件发生的风险。这既有利于医疗体系的良性运行，又有利于国家社会的健康发展。

萍乡市人民医院新生儿科护士张新军曾写过一篇题为《让沟通成为连接医生与患者的桥梁》的文章，该文写道：

> 当我们面对患者的质疑和不解时，该如何通过有效的沟通让患者和家属信服，配合治疗呢？
>
> 有效沟通需要我们以尊重患者为前提。尊重是重视患者的人格，当我们面对前来寻求帮助的患者时，将他们当成需要我们帮助的普通人，不抛弃、不厌嫌，就如遇到那摔倒的邻家小妹、蹒跚过街的老者，你情不自禁地去帮助；尊重是理解患者，包容他们在疾病面前的恐惧、无助和对医疗知识的缺乏；尊重是维护他们的权益，告知他们你开出检查项目的原因和目的，为何又要进行下一个检查，而不是拿一堆检查单给他们，并送上一句"去交钱，检查完再过来"，是我们护士在打针或者发药时告知

---

① 朱婉儿.医患沟通基础[M].杭州：浙江大学出版社，2009：105.

患者是什么药,会有什么样的药效,或者告诉他们可能会出现的身体反应,大概的疗效和疗程,减轻他们的疑虑、担心等。我在门诊遇到过这样一位医生,他每次都微笑对待前来就诊的患者,与患者沟通时就像与朋友交流,曾有一位患者临走时开心地感叹:"你是我第一次遇到的居然会笑的医生,我感觉自己不是病人,很轻松,一点压力都没有。"在他身上我看到了一位医生对患者最基本的尊重。

有效沟通需要我们提高说话技巧。我曾在轮科时遇到科主任与一位癌症患者聊天,而这段聊天很好地阐释了医生与患者沟通中技巧的重要性。一天下午,主任将这位患者带到学习室,端好凳子请他坐下,首先用通俗的话语讲解他的疾病,然后询问他有何打算,引导他讲出内心的想法。当主任从他的倾诉中得知他既担心没钱又怕没人照顾想放弃治疗时,主任轻拍他的肩膀语重心长地对他说:"老哥哥,你要相信你的亲人,你的家人不会放弃你的,钱的方面你也不用担心,党和政府有政策,可以帮你解决,再说这里有医护人员会照顾你,你怕啥。"整个谈话持续将近一个小时,从开始病人想放弃治疗要出院到后来谈到同意和家里人说明情况并手术。整个过程主任都非常有耐心,并且认真倾听,主动引导,让原本双眼无光的老伯又重拾希望。

有效沟通更需要我们以扎实的专业技能为基石。良好的沟通虽然可以打开医患之间的信任大门,但高超的医术和护理技能才是让病人真正早日康复的核心,这也是一个医院立足的根本,我想这也是医院要打造名医名科名院的原因吧。不然,你每天和病人聊天,你尊重他、关心他,最后你告诉他你的病我治不好,或者达不到双方的预期,病人还会继续信任你吗?我想每个科室的每位医生都在不断学习,不断钻研,为提高医疗技术向患者提供更好更高质量的医疗服务而不断努力,我们护士亦如此。2018 年,我们科为早产宝宝写下的"代理妈妈日记"感动了一批人,拉近了医患之间的距离的同时也为我们带来了荣誉,但我的同事们并没有止步于此,一直在工作中思考如何更好地为宝宝提供更优质的护理服务。PICC 对于早产宝宝来说相当于一条生命线,但 X 线作为导管尖端定位的金标准却无法实时观察到导管尖端理想位置,若导管异位,需要再次调整位置时又增加了感染风险,还不能保证 X 线辐射不会对本身就脆弱的宝宝造成伤害。于是,我们护士长积极尝试,在 B 超室的配合下,率先利用 B 超定位新生儿 PICC 导管尖端,并获得了较好的效果,有效地弥补了 X 线定位的不足。

"有时去治愈,常常去帮助,总是去安慰。"名医特鲁多的墓志铭鞭答着一代又一代从医人,这不仅是一个好医生的最高境界,同时也说明了沟通在我们工作中的重要性。医患之间的良性互动既能够让医患之间互尊互重,互相理解,让患者积极配合治疗工作,同时沟通本身就具备治疗功能,能够给患者传递希望,促进患者康复,这不仅是减少纠纷最有利的手段,还是医疗诊断的需要。医患关系融洽了,矛盾就减少了,医疗秩序自然变好了。

第二节　口腔医生的医患沟通技巧[①]

医患沟通是指在医疗卫生和保健工作中,医患双方围绕伤病、诊疗、健康及相关因素等主题,以医方为主导,通过各种有特征的全方位信息的多途径交流,科学

[①] 本节编者:史彦,南昌大学附属口腔医院牙体牙髓科主任医师、副教授,医学博士、硕士生导师,全国牙体牙髓病学专委会青年委员,江西省牙体牙髓病学专委会常委,现任口腔医学院口腔内科学教研室副主任。曾获得江西省百人远航项目人才项目资助。美国加州大学尔湾分校医学中心和韩国首尔大学齿学院访问学者。从事口腔临床工作二十多年,主持 15 项课题,发表 16 篇论文(其中 4 篇 SCI),主编出版教材《口腔医学导论》,获 1 项发明专利。

地指引诊疗患者的伤病,使医患双方形成共识并建立信任合作关系,达到维护人类健康,促进医学发展和社会进步的目的。

口腔健康是全身健康的重要组成部分,口腔健康包括:无口腔颌面部慢性疼痛、口咽癌、口腔溃疡、先天性缺陷如唇腭裂、牙周(牙龈)疾病、龋病、牙齿丧失以及影响口腔的其他疾病和功能紊乱。口腔健康直接或间接影响全身健康。口腔疾病如龋病、牙周疾病等会破坏牙齿硬组织和牙齿周围支持组织,除影响咀嚼、言语、美观外,还会引起社会交往困难和心理障碍。有些微生物长期存在于口腔中,会导致或加剧某些全身疾病,如冠心病、糖尿病等,危害全身健康,影响生命质量。

随着人们生活水平的提高,人们对自身的口腔健康也越来越重视。许多人从过去牙疼才就医到现在定期去口腔医院做检查,并对早期的口腔问题做及时治疗。这一观念的转变表明了人们口腔保健意识的逐渐增强。那么口腔医生如何在日益增多的医患沟通中减少患者的恐惧感,帮助患者解决病痛,建立口腔保健意识,维护口腔健康,提高生活质量,这是一个值得探讨的话题。

第一,医患沟通中要尊重患者。很多患者来医院一般是带着期盼的心理,或多或少都存在着焦虑和不安的情绪,且排队挂号、等候就诊过程中,都会产生一些不良情绪;这时医生要礼貌而适度地接待,表现出自然、轻松的神情,多一些真诚的、发自内心的关心和问候,主动问候患者。比如对待年老的患者可以称呼其为老爷子、阿姨、大伯等,对待同龄人可以称呼其名字,对待年龄小的患者可以称呼其为小朋友,给患者一种亲切和被重视的感觉,这样可以让患者在最初与你接触的一瞬间对医生产生信任感与好感。

第二,医患沟通中要充满爱心及耐心。医生是否具有爱心及耐心,是进行医患沟通的基础。一个医生的业务技能固然重要,但大部分患者及其亲属由于医学知识贫乏,可能并不能充分理解医生对患者病情的介绍,而他们对医生最直观的印象就是你对患者的态度。以广博的胸襟、高度的同情心和极大的耐心解答患者及其亲属的疑问,体谅患者及其亲属就医时的心情,表现出和蔼、平易近人的态度,即使患者及其亲属就诊时心烦气躁,也会平静下来。牙齿是很小的器官,里面的结构细小复杂,需要医生以极大的耐心进行治疗。医生要加强修养,不断操练,提高技艺的精细与准确度,用良好的技艺征服患者,建立信赖,从而建立起良好的医患关系。

第三,医患沟通中要注意以聆听为主。聆听是发展医患良好关系的重要一步,也是最基本的一项沟通技巧。在交流和沟通中,除聆听外,还要注意患者的语言、眼神、面部表情,准确地判断患者对疾病的认知、患者的心理承受能力以及对治疗的期望值,及时掌握他们的情绪变化,有针对性地进行交流,获取患者信息,对患者的疾病做出正确诊断,但是切忌干扰患者对牙齿症状和内心痛苦的诉说,尤其不可唐突地打断患者的谈话,可通过转换话题的方法,将谈话切换到医生需要的诊疗信息上。

第四,在患者心中建立医者的职业权威。面对患者时,医者要对自己的专业水平有足够的自信,医生自信的表情及语言可以让患者直观地认为你是一名专业而优秀的医生。同时不要诋毁同行,即使患者在其他医疗单位接受过非理想的诊疗过程,只要你判断出原来的医师没有主观不良的职业行为,你可以适当解释上一位医师努力的相对合理性和有限的医疗条件,以宽解患者的不满情绪,进而在其内心接受你本人的职业权威性。

第五,善于安抚。牙科畏惧症是口腔患者中一种普遍存在的现象,引起牙科畏惧的因素很多,其中对牙科治疗中可能疼痛的预感就是主要原因。传统牙科工具,如涡轮机钻磨产生的震动、噪声,也是引起畏惧的重要原因。此外,不良的牙科诊疗经历也是牙科畏惧产生的根源。因此,在口腔治疗前应充分告知患者病情,对患者讲解治疗过程以消除患者畏惧、紧张、焦虑的心理。比如对于牙痛的患者,开始治疗时,我们可以说:"您的虫牙波及了神经,神经的损伤是不可逆转的,我需要把神经去除。虽然打了麻药,但麻药不是全麻,是局部麻醉,还是稍微有点痛。若忍受不了,请举手示意。我可以等麻药起效或者给您再多打一点麻药。不必太担心。"治疗过程中,我们可随时与病人汇报治疗进展,如"现在神经已去除,最痛的阶段已过,现在就要清理创口,需要点时间,但不会再痛了,请不要担心"。治疗后,我们可以说:"治疗后会有药物反应,若有疼痛,不必担心。一般持续2—3天,后面会越来越好,一般1周就完全好了。"我们通过治疗前、治疗中、治疗后的提前交代,帮助患者放下思想包袱,配合治疗,对我们产生信任。

第六,使用非语言沟通。在医患沟通时,我们也可以借助一些视觉工具以帮助病人理解口腔知识,可将照片和幻灯片作为口腔患者记录和治疗计划的辅助手段,借助它们解说治疗和修复方案。利用图书或手册,可系统介绍口腔病例的治疗步骤,使患者能随时查询。利用口腔研究模型或修复模型,和患者共同研究治疗方案,使患者直接形象化地了解其牙齿条件,修复牙齿的形态和位置,达到口腔治疗和修复的预期效果。

第七,加强口腔健康科普宣教。目前我国居民口腔健康知识缺乏,口腔疾病高发,我国口腔专业人员和资源又严重缺乏。多年的实践证明,解决这一矛盾的一个有效方法就是进行口腔健康教育。口腔医生可在帮助患者解决病痛后,利用患者的自身疾病情况、经济花费等进行口腔教育工作:"小病早点治,省事又省钱,还有利于健康。"平日若医生工作繁忙,可请学生、护士用牙模型展开刷牙、牙线使用等的口腔教育;也可为病人建立口腔健康档案,督促病人进行定期口腔检查,及时解决轻度牙病。

卡耐基说过:"一个人的成功,约有15%取决于知识和技术,85%取决于沟通——发表自己意见的能力和激发他人热忱的能力。"因此,在口腔临床实践过程中,医生需要不断提升自身素质,充分理解沟通的重要性、沟通的内容、沟通的技巧,不断增强法律意识,遵守法律法规,严格执行规章制度,提高服务水平,从患者利益出发,抓住医患沟通的关键,以提高诊疗技术与人文服务水平,取得患者和社会的信任与合作。

第三节　全媒体时代的医院宣传①

近年来,微信、微博和手机 App 等新媒体方兴未艾,健康信息的生产、传播和获取,正在从传统的报纸、广播、电视端,逐步到 PC 端、手机端,这标志着全媒体时代已经到来。对于医院而言,宣传工作的开展既要坚守传统媒体以占领舆论高地,也要充分利用新媒体平台自主、灵活的特性,实现医院宣传模式的全面转型升级。

如果注重对新闻素材的发现、挖掘、设计和利用,医院就是技术、服务、管理、爱心等方面滋生新闻的沃土。利用全媒体做好医院宣传,对内能够增强医院的凝聚力,提升员工的荣誉感;对外能提高医院的知名度,塑造医院的品牌形象,吸引病患前来就医,从而为医院创造良好的社会效益。

一、医院宣传工作的重要性

中共十八大、十九大以及十九届系列全会都对宣传工作有所提及。《"健康中国 2030"规划纲要》也提出,要营造良好的社会氛围,加强正面宣传、舆论监督、科学引导和典型报道,形成全社会关心支持健康中国建设的良好社会氛围。

2018 年,中共中央办公厅印发《关于加强公立医院党的建设工作的意见》,提出要切实加强党对公立医院的领导,而作为党重视的宣传工作,在这个时候就显得尤为突出,是切实加强党对公立医院领导的重要一环。

2018 年的全国宣传思想工作会议更是把宣传工作上升到一个新的高度,指出要始终把宣传工作摆在全局工作中的重要位置,自觉承担起举旗帜、聚民心、育新

---

① 本节编者:尹晶晶,阜阳师范大学辅导员,南昌大学新闻与传播学院硕士。

人、兴文化、展形象的使命任务。对于医院来说,举旗帜就是要高举中国特色社会主义伟大旗帜,立场鲜明,毫不动摇;聚民心就是要聚合所有员工的意志,形成合力,成为医院发展的强大动力;育新人就是要培养出为社会出力、为患者谋利、为医院着想的员工;兴文化就是要把医院在历史长河中积淀的厚重文化形成员工共识,把特有又积极的内涵激活;展形象就是要把医院的名人名医、好人好事、技术项目通过各种方式,展现给社会大众。这些由内而外的塑造,依靠的是文化的力量,由宣传这一途径来完成。

二、医院宣传工作的必要性

(一) 扩大医院的影响力

医院品牌的打造、医院形象的树立,需要宣传来达到"酒香不怕巷子深"的效果。随着信息传播速度加快,交通越来越便利,医保报销越来越畅通,患者选择就医的自主性、自由度、自愿值越来越高。通过宣传这一手段,可以把名医名科、优质服务、先进技术、一流设备、就医环境等和患者息息相关的内容传递出去,让患者在做出选择前知晓该院的整体情况和诊疗优势。这一过程,既使医院向外展示了自我,又吸引了病人前来就医。

(二) 凝聚员工合力

通过内宣和外宣,报道重大活动、诊疗技术、医疗护理等,医院的价值体系、精神理念、管理方式、发展思路、未来目标被展示给社会,极大地提升了医院员工的自豪感,使他们产生了"爱院如家"的归属感,凝聚合力建设医院的认同感。在医院的某一历史节点和突发重大事件面前,宣传可以起到统一思想的重要作用,激励和鼓舞员工上下一心,推动医院向着更高目标携手奋进。

(三) 发布权威信息

医疗卫生领域舆论舆情事件时有发生。为了避免片面信息、不实言论、恶意造谣对医院造成伤害,给社会带来恐慌,上级卫生管理部门和本地卫健委以及医院本身,都会及时发布、实时更新新闻信息,还会针对已经出现的负面信息"辟谣"。可以看到,只要是卫健委或者医院出来发声,立刻会平息"朋友圈"的骚动。医院有专门的人员、专业的设备,在卫生健康方面具有权威性、专业性,能够形成对社会上相关信息的舆论引导。

(四) 科普健康知识

医院拥有一支专业的医生、护士团队,在卫生健康知识领域具有绝对的优势。医院有专业优势,百姓有健康需求,宣传正好可以作为连接两者的不二之选,把最准确、最需要、最及时的健康知识科普给社会,提升老百姓关心健康、关爱身体、关注疾病的理念,为建设健康中国打下广泛的社会基础。

(五) 文化建设载体

对于医院来说,技术是关键,服务是枢纽,文化是灵魂,宣传可以成为医院文化建设的一大载体。任何一家医院的文化都是在长年累月的积淀中形成的。宣传就是要通过全媒体把医院内在的价值展示出来,外化于行,让老员工温故知新,使新员工接触知晓。这种"润物无声"的文化力量,借助宣传的输送和放大,可以成为一家医院培养领先学科、优秀医生、榜样护士的精神导航,引领和感化一代又一代的员工,使他们对医院产生认同感和使命感,从而推动医院健康快速地发展。

三、全媒体时代医院宣传工作存在的问题

(一)医院重视程度不够

在实际操作中,可以明显感觉到,医院在各个层面对宣传工作的重视程度还不够。

1.不少三级甲等医院的宣传工作跟不上医院发展的步伐,不能实现和达到预期的工作计划和工作效果。

2.临床科室对宣传重视不够。很多的科主任、护士长被业务工作牵扯,很难从繁重的医护工作中脱身出来思考宣传问题,即使有宣传意识也保证不了宣传效果。不少科室管理人员的思想观念没有跟上时代的变化,缺乏对宣传工作的认知,认为在医院做好诊疗技术、护理服务就高枕无忧。一般的医护人员对宣传工作的敏感性普遍不高,不能从日常的工作中发现可能存在的新闻事件。

(二)内容欠缺广度与深度

不少的医院宣传稿件没有系统方案,缺少专业策划,缺乏广度和深度,影响了宣传效果。稿件在创新思考上动力不足,没有从全方位、立体式的角度思考问题,没有兼顾到不同层次、不同年龄段受众的需求和习惯,也没有深层次地挖掘原因和对策。很多科普稿件趣味性不强,生搬硬套、行文冷漠,这导致稿件的可读性不高,没有与受众形成"有信息可看、有信息爱看、有信息想看"的感情连接。

(三)宣传载体不够丰富

传统媒介,比如院报、网站、报社、电视台等,医院做得有声有色。但医院在新兴的传播途径上,比如微信、微博、抖音号、视频号、今日头条、短视频直播等,存在

着根本没有开通或只开通了其中一些或者更新速度慢、更新质量差等问题,不能紧跟潮流使用时下受众面最广的传播媒介。宣传载体不够丰富,全媒体矩阵并没有成形成势,严重影响了医院的宣传效果。

(四)发表内容重复单调

不少医院的宣传按部就班,很多稿件着重在领导活动、重要会议、学术讲座上,"我院举办了……活动""××科开展了……学术会议",配图稿件、固定场景,行文风格也是统一的"华尔街日报体"。类似稿件可以一次发满微信推送八条,每发一次订阅人数就取关一些。这种重复单调的医院宣传,没有把焦点对准基层群众和服务对象,也没有给医院新闻宣传的核心人群(也就是患者)提供最想看的信息。

四、全媒体时代医院宣传工作的提升策略

(一)坚定政治站位

面对新的任务、新的使命、新的要求,医院宣传工作要坚定政治立场,不断增强"四个意识",始终坚定"四个自信",切实做到"两个维护",紧跟新时代,展现新作为。要深刻认识到宣传工作的重要性,坚持党对意识形态领域的绝对领导,牢牢把握主动权和话语权。要准确把握宣传工作的任务和内容,时刻承担起"举旗帜、聚民心、育新人、兴文化、展形象"的任务。

(二)优化组织机构

目前,有些医院的宣传工作由党委办公室、医院办公室或者党政办公室负责,工作人员一边处理党务、院务,一边从事宣传工作。还有些医院的宣传工作归到信息技术科、对外协作办、健康教育科,对外叫作信息宣传科、宣传联络科、宣传教

育科。宣传是专业性很强的工作,也必须投入大量的时间和精力,需要相关医院优化组织机构,单独成立宣传科,配备专门的工作人员。

(三)捕捉新闻亮点

医院新闻有时可以精心设计,创造"新闻点",把"小新闻做成大新闻,把大新闻做成好新闻,把好新闻做成好专题",先人一步做出好报道。一是选择角度做常规宣传,医院新闻发生时有"惯性",某一时期、某一阶段、某个季节,会有若干同类新闻出现,"旧材"新用,变换角度,往往会有新的发现;二是捷足先登做节日宣传,配合国际儿童节、三八妇女节、护士节、清明节、世界爱眼日、爱耳日、爱牙日、肾病日、世界儿童日等系列的主题日或卫生相关节日,整理相关内容,做好各种节日的报道;三是做典型人物报道,在医院内部应该树立各个专业领域的典型,宣传报道他们的感人事迹,可以是院领导、科主任,也可以是普通职工,不仅是医生、护士,还可以是行政、后勤人员。

(四)加强队伍建设

为了适应全媒体时代的要求,医院的宣传队伍,最好能配备以下四类工作人员:一是文字功底好、政治素质高的写作人员,最好是懂得医学知识,专门负责文字稿件;二是照片拍摄人员,能够熟练掌握单位的各种相机,按照要求完成各种拍摄任务;三是熟悉视频拍摄、剪辑制作业务的工作人员,专门负责视频制作;四是后期制作人员,能熟练使用 Photoshop 等软件,专门负责照片处理、海报设计、网页设计等工作。这四类人员各有分工,相互协作,同心协力,可满足全媒体运行的要求。

第四节　预防接种健康知识的传播[①]

拥有健康的身体和思想状态是人们追求一切的基础。疫苗接种的普及,可大大减少疾病和死亡,世界各国政府均将预防接种列为最优先的公共预防服务项目。在我国,国家免疫规划的实施有效地保护了广大儿童的身体健康和生命安全,完整接种疫苗不仅关乎儿童的身体健康,也成为儿童入托、入学、出国必不可少的健康证明。

接种疫苗是每个儿童成长中必不可少的大事。目前,我国预防接种中心对过敏体质接种疫苗的知识的普及存在差距。

一般情况下,家长通过网络媒体或移动终端推送的新闻、预防接种宣传册、预防接种中心告知等方式获得疫苗接种的知识。很多新手父母、日常生活中工作繁忙的父母或者隔代带娃的长辈对预防接种知识缺乏系统性的了解,对过敏性体质儿童如何有效接种疫苗更是知之甚少,有的甚至在幼儿大规模出现皮肤瘙痒状态之前,不能准确地判断幼儿是否为过敏性体质。为方便家长对疫苗接种知识的获取,最有效的途径还是预防接种中心直接告知。医生在每次接种前对幼儿进行健康检查,并直接提醒家长,双措并举更能引起家长的重视,减少接种对幼儿带来的不适。

但是,由于各地区的发展水平不均衡,疾病预防控制中心条件配置差异大,很多地区预防接种中心存在工作不规范的现象。因此,预防接种中心,需要加大对工作人员的专业培养,规范接种流程,普及疫苗接种知识。

---

① 本节编者:乔润华,南昌大学新闻与传播学院硕士。

一、疫苗接种流程存在差异

不同地区预防接种中心工作流程不同，部分预防接种中心，一是工作人员专业细致，认真负责，工作流程规范；二是环境好，设备齐全，接种记录在接种证及公众号同时登记，方便家长随时查看。在幼儿接种疫苗前，先做体检，查看幼儿生长发育情况及有无身体不适，进行记录。接种疫苗时，医生会再次询问幼儿身体情况并告知注意事项，明确告知过敏（湿疹）期间不能接种疫苗。接种后，要静待观察 30 分钟。

但是目前，部分预防接种中心条件差，设备简陋，工作人员不够专业，对湿疹型过敏体质缺少了解，接种疫苗前简单询问近期是否感冒，省略检查步骤，采用传统的纸质打印登记方法，有时会出现打印错误，用涂改液在登记本上直接涂改，疫苗登记不够规范。

在与幼儿家长交流中发现，虽然大多数幼儿在接种疫苗后不会出现不良反应，但是，有的幼儿在接种特定疫苗后的几天内，会有出疹子、发烧等症状，有的幼儿本身有轻度湿疹，接种疫苗后湿疹加重。如在调研中，有家长表示在幼儿 4 月龄时接种了脊灰减活疫苗，回家后第二天，幼儿身上原本几处少量的湿疹大规模暴发，甚至幼儿眼皮变得水肿，去儿童医院诊断后为过敏体质，需要涂抹及口服药物减缓症状。第 2 个月，家长换了地点接种疫苗，该疫苗接种中心张贴告示，说明幼儿患湿疹期间不能接种疫苗，经询问，接种医生告知家长，幼儿湿疹需要在未用药的情况下消退 3 天后才能接种疫苗。而在之前的预防接种中心接种疫苗时，医生只是简单询问幼儿是否有发烧、感冒症状，并没有对是否有过敏体质或是否存在湿疹进行询问和检查。

二、疫苗接种宣传存在差异

许多家长对疫苗接种缺乏准确了解，不同预防接种中心对注意事项的宣传措施也不同。

据了解，有些地区在发放儿童预防接种证时，一并发放预防接种手册。接种手册中包含了《疾病预防控制中心告儿童家长书》《常见接种问题与解答》《疫苗接种告知书》，强调了及时接种疫苗对保护幼儿身体健康的重要性，要求家长在每次疫苗接种前仔细阅读接种信息，确定孩子有无接种禁忌症，并在疫苗接种告知书回执上签字，回执交还中心后才可接种，并注明了预防接种证作为儿童入托、入学、出国的健康证明需要妥善保管。

网络新媒体让健康传播更加便捷。一些地区还借助新媒体力量，丰富了预防接种传播手段，大大提高了预防接种信息的传播效率。随着微信被广泛使用，微信公众号成了一种主流的线上线下互动平台，其传播功能不言而喻，疾控中心通过开通微信公众号进行健康传播，宣传效果好，为居民提供了更加便捷的预防接种服务。线上线下同步更新接种记录，居民可随时查看接种信息，学习接种知识，预约接种时间，公众号还具备临近预约日期提醒接种功能。家长可以根据自身需求进行检索、咨询接种知识，也可以转发与家人朋友共享或收藏反复学习观看。

然而，一些地区仍存在传播手段单一且落后的情况，传播不够及时、传播效果不好，比如通过传统的口口传播、电话告知、短信告知等方式，缺乏灵活性和便捷性。与此同时，一些地区的预防接种中心宣传手段单一，宣传不到位，宣传效果不好。预防接种中心只是简单发放接种证，缺少详细的解释说明，这也是预防接种知识传播不到位的原因之一。

当前，我国社会发展日新月异，人民对美好生活的追求日益增加，其中必然包括对健康的追求。如何进一步规范过敏体质者疫苗接种，加强对过敏体质者疫苗接种知识的传播,及时掌握健康知识,减少幼儿在疫苗接种时的不适,值得关注。

第五节　湘雅医院"平战结合"的健康传播①

在党的十九大提出"实施健康中国战略"的重大决策之后,我国健康传播的研究和实践取得了迅猛发展,特别是各级政府和专业机构的健康传播的积极性提高了,催生了诸如"大医晓护""丁香医生"等集科普宣教、健康护理、医疗咨询服务于一体的品牌,切实提高了健康传播对社会公众的引导力、影响力和公信力,惠及人民群众生命健康安全。

作为医疗"国家队"的中南大学湘雅医院,长期以来不断进行健康传播话语与手段创新,建立了"平战结合"的湘雅健康传播模式,自觉担当起健康传播的社会责任,其许多工作成果为公众健康意识和健康行为的塑造打下了坚实基础,树立了"健康湖南"的良好形象。

因此,在健康传播学理反思的基础上,认真总结并宣传推广湘雅经验,对提升全社会的健康传播实践能力,培育公民健康责任意识和素养,打造"健康湖南"名牌,宣传湖南省形象有着非常积极的意义。

一、湘雅医院健康传播的主要经验

自 1906 年建院以来,湘雅医院就一直把健康传播当成一项公益事业来做,从建院之初的白喉广告,到中华人民共和国成立前夕的接种疫苗,再到目前的健康科普热潮,科学普及和健康教育体现了一代代湘雅人的传承,使得"湘雅"品牌在

---

① 本节作者:帅才,新华社主任记者;白寅,中南大学文学与新闻学院院长、博士生导师;严丽,中南大学湘雅医院党委宣传办主任。

全社会树立了良好的口碑和信任度。

（一）以新的健康理念引领健康传播工作

对健康传播的重视,从根本上说源于健康理念"以治病为中心"向"以人民健康为中心""治病救人""全民健康"的转变。由此,湘雅医院能够自觉承担全社会的健康责任,加强对健康传播的管理和激励,使用大量人力、物力开展健康传播工作,取得宝贵经验。

1.善讲故事,吸引注意力

走过百年风云,湘雅已经不仅仅是一所医院,它更是一张闪亮的湖南名片,其医疗探索和公益事业得到了世界的关注。2015年7月,湘雅医院手显微外科主任唐举玉教授团队,顺利实施一例断肢寄养小腿回植手术,使一名患者免受截肢之苦。对此,新华社等媒体予以报道,CNN在其官网头条刊载,引发国外医学界人士和广大网友的热议。

2015年,受国家卫健委委托,由湖南省卫计委组建,中南大学湘雅医院牵头组成的中国(湖南)第五批援塞抗疫医疗队出征塞拉利昂。历经50多天艰苦卓绝的工作,医疗队取得了"打胜仗、零感染、全治愈"的成绩,得到了国际社会的广泛好评。新闻片《使命三万里,家国无限情》登上了全球媒体中心——美国纽约时代广场户外巨型电子显示屏,让"湘雅"品牌的国际影响力和中国人民的国际人道主义精神得到了充分彰显,获得了海外民众和百余家媒体的赞誉。

2.品牌引领,树立健康科普行业标杆

自2016年起,湘雅医院连续三年举办"湘雅杯"健康科普创新大赛,得到了社会各界的广泛关注。每次大赛历时3个多月,300余名选手用幽默风趣的语言、简洁生动的比喻、直观形象的展示,奉上了20余场科普盛宴。从大赛中发掘出来的科普达人和团队在全国各大科普大赛中荣获佳绩,如"2016中国健康科普创新大赛"获团队总分第一名以及个人总分第一名,2019年新时代健康科普作品征集大赛中获舞台剧类优秀奖。

3.用好融媒体,增强健康传播影响力

中南大学湘雅医院顺应互联网发展大势,主动适应新常态,利用互联网特点和优势,在全国率先探索成立健康传播"新媒体学院",推进"一报一网两微三平台"的自媒体融合发展,在健康传播领域进行了有益探索,成效显著。"一报一网两微三平台"是指湘雅医院院报、官网、微博、微信、抖音、头条号、掌上湘雅 App。湘雅医院积极推进七大平台融合发展,打造科学、权威、原创、多元化的健康科普,针对不同受众群体,开展精准健康传播。

湘雅医院还以构建自媒体矩阵为着力点,建设"专科自媒体矩阵"和"专家自媒体矩阵"。全院现有 85 个新媒体公众平台,有数十名科普大咖开通微博、微信平台,形成了健康科普融媒体矩阵,打造出了多个现象级健康传播新媒体产品。

(二) 建立了平战结合的湘雅健康传播模式

湘雅医院在平时的健康传播领域取得了一定成绩,这使其在面对"战时"公共卫生事件时进行的健康传播独具特色。

二、湘雅医院健康传播的社会效应凸显

湘雅医院坚持"三大思维"进行健康传播:一是受众思维,主动回应受众关切,根据态势有针对性地开展宣传、舆论引导;二是品牌思维,发挥医院的品牌优势,展示医院的公益担当和实力,有助于进一步提升医院品牌美誉度;三是联动思维,完善与媒体的联动机制和院内通讯员培训机制,充分发挥兴趣爱好者和自媒体的力量,形成强大合力。

(一) 让科普去"旅行",健康知识进万家

湘雅医院在重要医疗卫生节点举行义诊,深入基层进行慢性病防治讲座,还

走进学校进行急救知识演示。医院长期组织健康宣教活动,为老少边穷地区人民带去先进的医疗水平与医疗服务,为帮扶医院留下"带不走的医疗队",将疾病的末端治理变为源头治理,助力"健康中国"建设。

(二)创新表达方式,促进成果转化

湘雅医院创作了《对舌尖上的毒药说 NO》等科普音乐情景剧,向公众宣教健康知识。湘雅医院还以健康科普读物为抓手,整理原创科普文章,促进健康科普成果转化,例如急诊科罗学宏教授等撰写了科普专著。

(三)在全省率先成立健康传播"新媒体学院",扩大健康传播覆盖面

2019 年,湘雅医院在全省率先成立健康传播"新媒体学院",聘任高校学者、新媒体研究专家为导师,探讨"互联网+"卫生健康宣传思想工作的创新路径。在媒体机构化语境下,医院进行了有益探索,成效显著,为国家大型公立医院提升品牌影响力提供了样本参考。

(四)聚焦医改难点,推出重磅报道,影响国策

过度依赖静脉输液已经成为我国医疗卫生工作中突出的问题之一。湘雅医院龚志成教授团队,致力于加强输液监控、规范合理用药的研究探索。湘雅医院开发医院合理安全输液预警监控系统,此事经过新华社报道后,得到高层重视,为我国医疗机构合理安全输液提供了样本参考。2019 年,国务院办公厅印发《深化医药卫生体制改革 2019 年重点工作任务》,将合理安全输液相关内容纳入工作范畴。这也标志着湘雅医院倡导和推动的合理用药、安全输液,正式成为"国策"。

三、借鉴湘雅健康传播经验,建立全省健康传播互动机制,打造健康湖南新名片

湘雅经验提示我们,完善健康信息流转系统,充分利用融媒体技术和平台,发挥大型公立医院"平战结合"的健康传播功能,把健康传播与健康安全工作结合起来,对提升全民健康水平,缓解医患矛盾,彰显"健康湖南"形象,具有重要意义。基于此,我们提出如下建议。

(一)建立健康知识普及、宣传与健康工作干部队伍培训的常态机制

我们发现有些干部队伍缺乏健康安全知识和公共卫生突发事件的处置能力,在今后,我们应着力弥补这一短板。为此,大型公立医院应该承担更多的健康传播工作,健康传播的目标受众、内容和议程安排都要系统化地针对干部队伍健康工作能力的提升而设置。

(二)将大型公立医院的健康信息传播系统与国民健康安全监测和服务相结合

实际上,所谓的"健康传播",在其实践中有着许多辅助性的医疗信息和保健服务推送,比如很多医疗机构推出的"手机护士""在线门诊"等服务。这就要求我们应当更多地动员专业机构和专业人士参与健康传播工作,让更多医疗机构利用健康信息传播系统向民众提供健康知识、日常行为监理、个人保健护理、在线医疗咨询等服务。

(三)广泛吸纳各界人士参与健康传播活动,构建健康安全的虚拟智库

健康问题不仅涉及医疗卫生系统的工作,而且会引发文化、道德、社会治理乃

至体制改革等诸多方面的问题。因此,我们应当集合各领域的专家,通过健康信息传播系统构建健康安全的虚拟智库,共同应对健康传播、社会治理等问题。

(四)广泛宣传湘雅和湖南的健康传播经验

作为医疗湘军的"排头兵",湘雅医院进行健康传播话语与手段创新,提升健康传播的软实力,为助力健康湖南建设做出了突出贡献。湘雅医院对健康传播的新媒体探索与"平战结合"的健康传播方式值得总结,以便供其他医疗机构借鉴。鉴于此,我们提出如下建议:第一,由宣传、卫生等部门组织公立医院健康传播交流研讨会,对公立医院健康传播的发展与建议进行讨论,并学习中南大学湘雅医院健康传播的相关经验;第二,组织中央媒体对湘雅医院健康传播模式进行宣传报道,对其健康传播的经验进行总结;第三,由中南大学湘雅医院牵头,派出健康传播"小分队"到基层,特别是有健康传播需求的县级医院进行传经送宝,帮助基层医疗机构提升健康传播能力。

第六节　医生如何制作健康传播类短视频

以普及健康知识为主要内容的健康传播类短视频是短视频内容生产中的重要组成部分,根据健康中国发布的《2019 年健康科普视频洞察报告》,超过 9 成的用户看过健康科普类的相关视频,且有半数以上用户愿意为健康科普内容付费。面对巨大的受众规模,健康传播类的短视频有着巨大的市场发展潜力。

根据新榜研究院公布的《2020 年短视频平台医生 KOL 生态分析报告》,作为健康传播的主力军——91.4%的医生对制作健康传播类短视频有兴趣。在此背景下,本节旨在对健康传播类短视频的制作技巧进行探析。

一、精准定位

在注意力稀缺的时代,做一个健康传播类短视频账号之前,需要认真思考两个有关定位的问题:要生产什么样的产品? 谁会选择我的产品和服务?

内容输出需要找到一个你擅长的点,比如你所在科室、部门等,持续地生产内容。建议做垂直细分领域,做内容聚焦,逐步建立粉丝对你的信任。内容必须有持续性,这是提高用户黏性的关键点,也是带动粉丝增长的重要方式。

二、身份表达

医疗健康属于专业领域,平台对创作者资质有要求,得到账号认证对内容选题和创作尺度的把控更有利。该领域更推荐个人认证,需要提供专业资格证书(执业医师、药师、护士资格证或者健康管理师、营养师证书等)。

成功注册账号后,在显著位置,展示个人的学历、职称、单位、科室、获奖信息等,专业领域的资历有助于更好地吸引粉丝关注。

三、拉近距离

医生群体是非常适用于人格化传播的群体,不同的医生性格不同,能够将专业知识以不同的方式传给大众,用通俗语言科普,传播正确的医学知识;也可以分享医护人员的日常工作生活,揭开职业神秘面纱,拉近与大众的距离;还可以紧跟时事热点,从医疗健康专业角度议论解答,发表个人观点。至于才艺展示、炫技之类的网红玩法,偶尔为之尚可,但不是品牌医生的正经之路。

四、表达视角

医生的短视频账号,一般是以第二人称的视角,以一个裁判的身份,来告诉粉丝什么行为是有益的、什么行为是有害的。少数是以用户的第一人称视角,遇到健康问题,解决健康问题。第三人称视角,则是以旁观者的身份,来看医患之间的交流。如何选择视角,需要在一开始就做好规划。

西医可分享常见疾病知识、用药常识、生活注意事项等,重在预防、治疗、辟谣;中医可结合常见问题科普养生知识,重在通过食疗、穴位、动作来改善身体健康状况。

搜寻本专业领域的医生大 V 账号,参考他们的选题,然后用自己的语言风格表述。或者就某一健康问题反复说,重复讲,直到讲透为止,当账号粉丝数量到达瓶颈时,再扩充领域,创新表达方式。

五、场景选择

诊室、药房等工作场景能够有效地表达出医生的职业身份,可以穿白大褂、防护服、手术服等出镜,增强专业可信度。通常短视频拍摄只需要补光灯、支架、手机,因此对空间大小的要求并不太高。

六、剪辑制作

常见的手机 App 如剪映、VUE、美拍大师等都可以完成简单的短视频剪辑和制作;稍专业一些的 App 还有爱剪辑、PR、AE。合成剪辑视频,最好添加背景音乐,能够为受众提供更好的观看体验;添加字幕能够有效地减少信息传播的误差。

　　字幕注意规避敏感词,事先查询核对,遇到专业词汇无法替换的可以口头表达,字幕则用别字、拼音、缩写替代。背景音乐根据内容使用轻快、舒缓、急促的纯音乐即可,惊悚、闹腾的音乐不建议使用。封面建议统一风格,人物+标题+期数,简单明了。

七、时长控制

　　短视频突出一个短字,但从实际点赞效果来看,医疗健康领域超过 1 分钟的视频更受受众青睐。由于该领域的特性,疾病科普以及用药建议等专业知识需要相对较长的时间才能解答清楚,抖音 3—5 分钟、快手 1—3 分钟的视频平均获赞最多。

八、标题拟写

　　如果短视频标题过于平淡,就会导致无人打开你的视频,系统也会自动认为你的视频不值得推荐,视频一沉到底,不会进入推荐池。在推荐算法机制中,用户每天都会收到数以万计的标签化推荐信息,想要短视频在信息洪流中脱颖而出获取播放量,标题显得尤为重要。

　　文字和封面一致,精练简短,提出疑问,使用疑问的方法勾起用户的好奇心,而内容就应该是解答这个标题的,用户通常会为这种标题买单。

九、把握更新频率

　　更新频率越频繁越好,一般账号要做到 1 天 1 更或 2 天 1 更,最少要保证 1 周 2 更。发布时间没有特别要求,只是 7:00—9:00、12:00—14:00、20:00 后和节假日是用户刷短视频的高峰期,这些时间发布内容更有利一些。

十、粉丝维护

关系是需要经营的,感情是需要维护的,粉丝是需要运营的。需要对粉丝的赞、评、转进行引导,这些数据大大影响视频曝光度。适当回复有趣的评论、正确的观点,翻翻老粉丝的牌子,有助于拉近与粉丝的距离。

个人介绍里可以留下联系方式,对于有诊疗需求的用户私信引导到合规的平台,提供在线咨询问诊,甚至可建立粉丝社群,直播互动。

第三章

家庭与社区场域的健康传播

第一节　重病家庭的健康传播①

　　疾病是影响家庭生活质量的重要因素,在任何家庭的传播实践中,疾病都是不可避免的传播话题。从日常谈话到微信聊天(尤其是家族群聊),线上线下的家庭传播都绕不开健康话题。家庭是中国健康传播实践最重要的场域。深圳大学传播学院教授、博士生导师周裕琼认为,现阶段的中国健康传播,社区组织层面的影响力远不及亲朋好友人际层面的影响。如果说健康传播在西方是一项"公共事务",那么在中国,健康传播主要是家家户户关起门来的"家务事"。

　　尽管现代科学技术发展迅猛、医疗水平日新月异,但仍有许多疾病是当前医疗水平无法攻克的难题,有较多数量的疾病不能被完全治愈。这些不能被完全治愈的重大疾病,不仅需要高额的诊疗费用,还需要对重病患者进行长期的照顾,严重影响重病患者及其家属的正常传播活动。不少重病患者由于各方面的原因对生活失去了希望,陷入了抑郁症的泥沼,进而做出自伤、自残、自杀,甚至

---

① 本节作者:纪佩吉,南昌大学新闻与传播学院博士生。

犯罪的极端行为。而重病患者家属因照顾重病患者而付出了长期的经济、生理和心理等方面的代价,进而产生了失落、失望、社交孤立和孤独等负面情绪,不仅严重影响了个人的身心健康,不利于家庭的和谐发展,而且容易产生极端情绪,引发极端行为,埋下了公共安全隐患的定时炸弹。

关注重病家庭,厘清重病家庭健康传播的相关理论和实践,分析其健康传播的特点和策略,宏观上可以为重病家庭的精准救助、重病患者的兜底服务提供传播学视角的参考,微观上可以给予重病家庭重视个体传播、完善人际传播、寻求组织帮扶、大众传播宣传引导和舆论监督等方面的良好建议。

一、重大疾病与重病家庭

(一) 重大疾病

有学者认为,重大疾病一般是指医治费用巨大且在较长一段时间内严重影响患者及其家庭正常工作和生活的疾病。通常包括:恶性肿瘤、严重心脑血管疾病、需要进行重大器官移植的手术、有可能造成终身残疾的伤病、晚期慢性病、深度昏迷、永久性瘫痪、严重脑损伤、严重帕金森病和严重精神病等。

2007 年之前,重大疾病在业界、学界均无准确的定义。临床医学、保险行业和普通群众对于重病的认知均有差异。为了规范各家保险公司对疾病的定义,统一理赔标准,减少客户投诉和纠纷,中国银行保险监督管理委员会与中国医师协会于 2007 年联合制定了我国首部《重大疾病保险的疾病定义使用规范》,整合了包括恶性肿瘤、急性心肌梗死、脑中风后遗症等在内的 25 种重大疾病。

2020 年,为进一步保护消费者合法权益,提升重大疾病保险产品供给质量,更好地发挥对社会保障体系的重要补充作用,结合我国重大疾病保险发展及现代医学最新进展情况,并广泛参考国际经验,中国保险行业协会与中国医师协会共同对 2007 年制定的《重大疾病保险的疾病定义使用规范》进行了修订并发布《重大疾病保险的疾病定义使用规范(2020 年修订版)》。

（二）重病家庭

王文茹等人认为,改善危重病人家庭的应对能力和方式,采取积极有效的护理干预,可帮助病人家庭应对病人病重时的危机状态,维持病人家庭的功能,促进病人的康复。[①]

张志华通过随机问卷的方式调查了 214 名危重病患儿家属,结果显示,危重病患儿住院期间,其家属有很多心理疏导需求(患儿母亲的心理疏导需求明显高于父亲),这些要求如能得到适度满足,就能解除或降低其焦虑与烦恼,为患儿提供良好的社会支持,促进患儿的康复。[②]

周雅慧通过心理量表和访谈研究发现,因为父母重病,导致家庭经济出现困难,日常生活较为拮据,无力履行监护的职责,孩子长期处于实质上监护不力的状态,重病家庭对孩子的照顾和教育往往力不从心。[③]

杨智平认为,患重病的儿童,如艾滋病儿童,往往容易被社会排斥,难以融入正常的人际交往,也难以获利正常的教育。[④]

二、重病家庭健康传播的特点

（一）传播渠道广泛、形式多样、手段丰富

除了传统的四大媒体之外,互联网和新媒体的普及极大地拓宽了重病家庭健

---

① 王文茹,高睿,李小妹.急危重病人家庭应对的调查[J].中华护理杂志,2003(12):923.
② 张志华.危重病患儿家属心理需求的调查[J].现代预防医学,2007(4):877.
③ 周雅慧.个案工作介入父母患重病儿童的心理问题研究[D].吉安:井冈山大学,2017:41.
④ 杨智平,郑坚铭.试论"困境儿童"概念的内涵[J].海南热带海洋学院学报,2017(3):69.

康传播的渠道。工业和信息化部数据显示：2019 年上半年我国三大运营商移动电话用户总数达 15.9 亿户。截至 2019 年 4 月底，中国手机上网用户数规模已达 12.9 亿户。移动互联网凭借其迅捷、多元、即时、定向、精准、互动等诸多优点给予用户"随时、随地、随心"的阅读体验和互动反馈，为重病家庭健康传播提供了多种多样的传播形式。除了微博、短视频平台等常见的形式外，5G、AR、VR、物联网、人工智能、区块链等前沿技术与健康传播的结合也处于积极的开发和应用过程中。这些丰富多元的形式使得重病家庭健康传播内容的呈现手段变得丰富起来，突破文字、图片、音乐、视频等传统手段，融入了体验感、互动性更强的全景视频、虚拟现实、人机互动等表现手段，提高了健康传播的普及率、可读性和理解度。

(二) 信息内容以健康为中心，目的明确

健康传播传递的是健康信息，健康信息是一种宝贵的卫生资源，广义的健康信息囊括一切与健康相关的概念、知识、技术、技能和行为模式。重病家庭健康传播的主要内容始终围绕重病患者及其相关疾病展开，以健康为中心，具有明确的目的性，力图通过健康传播改变重病患者及其家属的认知和态度，进而影响其健康行为，使之朝着更有利于健康的方向转化。

巩月英通过 CCFNI 量表对危重患者家属进行调查统计后发现，危重患者家属需求排名前 10 位的和患者病情有关的内容占了 6 条。[1] 费立娟及其团队采用改良的 Molter"急危重症患者家庭需求量表"与非结构式访谈相结合的方法对 127 例符合标准的急危重症患者家属进行调查后得出：家属认为四个最重要的需求是院方确保给患者提供尽可能好的照护、了解预期治疗效果、经常探视患者、诚实回答问题，希望护士来满足需求的答案占了最大比例。[2] 重疾相关知识和诊治方案是重症患者及其家属健康传播过程中最急于获取的健康信息，也反映出重病家庭的

---

① 巩月英，王瑾.CCFNI 评估危重症患者家属需求及护理[J].临床医学研究与实践,2017,2(8):167-168.
② 费立娟，马晓红，刘蕊，等.急诊急危重症患者亲属家庭需求调查分析[J].齐鲁护理杂志,2007(23):27.

健康传播对传播者有特定的素质要求,其面向的专业健康传播者多属于专门的技术人员。

(三) 多级传播反馈频繁,具反复性

罗杰斯把大众传播过程区分为两个方面:一是作为信息传递过程的"信息流";二是作为效果或影响的产生和波及过程的"影响流"。前者可以是"一级"的,即信息可以由传媒直接"流"向一般受众;而后者则是多级的,要经过人际传播中许多环节的过滤。这样,罗杰斯就把两极传播模式发展成为多级或 N 级传播模式。

在传受过程中,重病家庭的健康传播既有舆论领袖介入的二级传播,也具有多级传播的形态特征。重病家庭的健康信息传播过程是一个多阶梯形扩散体系,从信息源到重病患者及其家属通常会出现几个层次的"舆论领袖",同时大众传播媒介、自媒体等众多影响因素的介入,也使得重病家庭的健康传播更加多变、不确定、多层级。

人的认识本身就具有反复性,认识过程遵循实践—认识—实践循环反复的规律,且受到主客观条件的限制,认识复杂且无限,但从总体上看,认识的趋势是螺旋式上升、波浪式前进的。"影响流"的扩大使得多级传播过程中反馈增加,互动频繁,进一步加深了认识的反复。

三、重病家庭健康传播的策略

(一) 普及健康教育,提升健康素养

1974 年,西蒙在《今天的健康教育:问题与挑战》的学术论文中首次提出

"健康素养"的概念。① 世界卫生组织将健康素养视作个体认知社会的技能,这项技能决定了个体有动机并且有能力去获取、理解和利用健康信息,并借此途径促进和维持自身健康。对于重病家庭而言,提升重病患者在内的每一位家庭成员的健康素养,培养他们获取、理解、处理健康信息及服务的能力,可以帮助他们最终做出正确的健康决定。

提升健康素养的有效途径是实施以家庭为中心的健康教育。良好的健康教育必须"知信行"三者合而为一、同向同行。"知信行"是健康传播的经典范式,其模式与传播效果的认知、态度、行为这三个层面刚好对应。"知信行"范式将人们健康行为的改变分为三个层次,分别是获取健康知识、产生健康信念、改变健康行为,其目的是"科学普及、预防疾病、改变态度、促进健康"。

在"知信行"理念的指导下,重病家庭的健康教育策略首先应该构筑起以家庭为中心的健康教育体系,制定有针对性的、详细的健康教育内容和目标,并选择适合重病家庭自身的健康教育方式。

其次,构建合理有效的健康教育评价体系,由家庭成员共同监督实施且能够与时俱进,根据具体情况适时调整。

再次,整合家庭、学校、社会和政府等多方面的力量和支持,群策群力,形成合力,协助重病患者及其家属普及健康教育,提升健康素养。

最后,突破传统"知信行"单向、线性的局限,新媒体时代重病家庭的健康传播应该积极谋求观念与范式的创新,即更加注重传受双方的对话与交流,拓宽传播网络,寻求并建构起重病家庭健康传播的价值共同体。这是因为,传统媒体主导的单向传播时代,"知信行"足以解释并解决重病家庭健康传播理论和实践中遇到的种种问题,但是新媒体时代,面对来自"信息飞沫化、传者去中心化和大众生活'社交媒体化'"这三大困境,"知信行"必须探寻"从宣传到对话、从信息流到关系网、从利益共同体到价值共同体"的观念和范式创新,以顺应时代

---

① SIMONDS S K.Health education today: issues and challenges [J].J sch health,1977,47(10):584-593.

的发展,满足传受双方多样化、个性化的需求。

(二) 提高媒介素养,缩小数字鸿沟

数字鸿沟又被称为信息鸿沟,是信息富有者和信息贫困者之间的鸿沟。数字鸿沟包括两个层面,互联网的普及使得第一个层面的接入沟呈现逐步缩小的趋势,然而对互联网拥有同样的物质接入并不意味着人们对互联网的使用模式就完全相同,再加之人工智能、大数据、物联网、区块链等前沿技术的专业化投入和定向运用,使得数字鸿沟从第一层面的物质接入沟转向第二个层面的使用沟。

长久以来,人们将互联网接入后的效果看作理所当然的,认为只要实现了互联网的接入,公众就能自然而然地从事各种互联网活动并获取相关知识。然而,李凤萍基于癌症与健康信息的实证调查发现:互联网接入并不能带来癌症知识水平的提升,同时互联网的健康信息使用也不能显著预测癌症知识,相较而言,互联网投入度更能带来癌症知识水平的上升。[①] 另外,在教育程度、数字鸿沟和知识水平三者之间的关系上,仅在教育和互联网接入之间发现交叉作用,因为教育程度高的群体从互联网接入中提升的知识要显著少于教育程度低的群体,所以缩小了两者之间的癌症知沟。也就是说,数字媒介本身并不会直接作用于健康,而是人们采纳和使用数字媒介的差异(数字代沟之采纳沟/使用沟),导致他们健康信息素养上出现差异(数字代沟之知识沟/素养沟),进而影响到他们健康"知信行"上的差异(健康代沟),最后间接导致健康水平的差异。

因此,提升重病家庭成员的媒介素养,对于变数字鸿沟为数字机遇,提高重病家庭的健康传播理念和实践具有实质性的意义。对于重病家庭来说,提高媒介素养,首先要了解最基础的媒介知识,掌握新媒体的基本操作技能。其次,建立个体的媒介理性,严守媒介伦理,带着质疑和批判性的态度去甄别网络健康信息。这

---

① 李凤萍.数字鸿沟对癌症知沟的影响研究:基于北京、合肥癌症与健康信息调查的分析[J].国际新闻界,2019,41(7):27-40.

一点对于重病家庭来说,可以帮助其避免因"病急乱投医"而误入各种欺诈性的医药陷阱,提高防骗意识,增强防范能力。最后,在学习和创造健康信息传播知识和技巧的过程中,要尊重客观事实,尊重国家利益、社会公益、个人隐私和知识产权。

(三) 重视家庭传播,和谐氛围促健康

"家庭是人生的第一课堂""天下之本在家"。家庭是社会最基本的组成单位,是一种关系,也包含着空间结构,是个体社会化的起点,是个体梦想起航的港湾,发生在家庭中的传播活动是个体走向社会化的预演。无论时代如何变化,无论经济社会如何发展,对于个体和整个社会群体来说,家庭生活的依托都是不可替代的,家庭的社会功能不容忽视,家庭的精神文明作用至关重要。习近平总书记也曾特别强调"我们都要重视家庭建设,注重家庭、注重家教、注重家风"。

重视家庭传播,维持稳定的家庭建设,创设健康和谐的家庭氛围,树立良好家风在重病家庭健康传播过程中起着关键作用:一方面,可以舒缓重病患者及其家属的压力,维护其心理平衡和健康;另一方面,可以有效辅助家庭成员的健康教育和健康促进,提升其健康素养和道德品行。

提高重病家庭的家庭传播效果可以从以下三个方面着手:第一,有针对性的家教,创建独具特色的家风。传承中华民族良好的家训、家规、家教和家风,以和谐家风促进家庭健康。家风好,则家道兴盛、和顺美满、阖家健康;积善之家必有余庆。第二,发挥女性在家庭传播中的独特作用。闺闱乃圣贤所出之地,母教为天下太平之源;妻贤夫祸少,妻贪夫招罪。女性特有的身心特点,都决定了她们在增进家庭和睦、抚育后代,甚至是促进社会和谐方面能够发挥出其他社会群体所无法企及的"独特作用"。第三,重视父亲角色在家庭教育中的关键作用。养不教,父之过。父亲对于孩子品格的培养、智力的发展、社会心理以及性格的养成等方面的作用,恰好可以巧妙地弥合母亲对孩子教育的作用,父母给予孩子刚柔相济的教育,才能创造家庭的圆满和幸福。

（四）整合社会力量，精准救助

党的十九届五中全会提出了"十四五"时期经济社会发展的主要目标，其中包括：多层次社会保障体系更加健全，卫生健康体系更加完善，脱贫攻坚成果巩固拓展。

重病家庭的健康传播是关乎社会稳定、影响全民族健康发展的重要因素之一，是全社会都应该共同关注并为之各尽所能的事业。为了保障重病家庭健康传播的良好运行，国家从顶层设计上为此制定了一系列相应的政策和法规。2020 年民政部和财政部联合发布《关于进一步做好困难群众基本生活保障工作的通知》，对低收入家庭中的重残人员、重病患者等特殊困难人员，经本人申请，参照"单人户"纳入低保。实施临终关怀服务，让重病患者随时得到养老养病、维持生命等基本服务。据国家卫生和计划生育委员会统计，2017 年全国设有临终关怀科的医疗机构已有 2,342 家。首先，各基层医疗机构定期调查、掌握、管理所辖社区重病患者的健康、生存、就医等状况，随时提供电话咨询、上门医疗护理康复服务。除此之外，民政部要求各地全面实施重特大疾病医疗救助，各地可以根据自身的实际情况将低收入家庭中的老年人、未成年人、重度残疾人、重病患者和因病致贫家庭重病患者逐步纳入救助范围，开展精准救助。其次，全社会对重病患者及其家属应该给予充分的尊重，帮助病残弱势群体重构社会身份，协助其通过团体生活中的互动与集体活动来巩固和提升对自我的认可，让重病患者及其家属在积极的社会交往中展现自我而赢得应有的荣誉、声誉和社会尊重，重建其自信与社会价值。大众传媒尤其是主流媒体应当承担起相应的社会责任，传播主流道德观、价值观，加强重病公益宣传，引导舆论，强化舆论监督。

第二节 健康知识讲座的规范和误区

一、关于健康知识讲座

1997年《中共中央、国务院关于卫生改革和发展的决定》明确指出："健康教育是公民素质教育的重要内容，要十分重视健康教育。"世界卫生组织在2002年世界卫生报告中将改善人们的行为定位为当前减少疾病、风险的最重要策略，而改善人们健康相关行为的任务必须通过健康教育与健康促进的实践去实现已成为人们的共识。因此，如何有效地利用现有人力资源，保证健康教育工作有效实施，促进健康教育工作向标准化、规范化、科学化方向发展，是社区卫生工作者面临和探索的新课题。[①]

健康教育是基层社区卫生服务的主要内容之一，开展健康知识讲座是最直接、最生动、最有效地传播健康知识的途径之一，是现阶段健康教育与健康促进值得借鉴和推广的重要举措，[②]具有容易组织、内容系统、针对性较强等特点，深受辖区居民的喜爱。健康知识讲座是指授课老师借助教学用具，运用教学的方式向辖区居民传播健康知识和技能的一种健康教育活动形式。讲座老师主要是基层卫生医疗机构的医务工作者，也可以是上级卫生医疗机构的医务人员。健康知识讲座是全科医生进行社区动员的主要手段，与社区居民建立密切联系、对社区居民健康进行分类管理的基本方法。[③]

---

① 陆富民.社区健康教育讲座技巧初探[J].中国全科医学,2014,17(10):1208-1210.
② 黄丽雯,龚思红.珠海健康教育讲座与发展思路[J].中国健康教育,2007,23(2):151-153.
③ 王璐,黄兴建,沈冲.淮安居民健康知识讲座利用效果评价分析[J].河南预防医学杂志,2017,28(7):527-528.

二、健康知识讲座的作用

　　健康知识讲座是医院开展社区健康教育的主要手段。社区健康促进的重要责任是促使群众对健康关注、预防，解决个人和集体的健康问题。[①] 健康知识讲座对社会广大群众进行了健康知识普及，进一步使社会人群达到"知信行"的统一，从而进一步起到健康促进的作用。[②]

　　健康知识讲座是连接医患之间的桥梁，通过它，可以加强医患沟通，拉近彼此间的距离，使医生更多地为患者着想，也使患者在了解了更多的医学知识后，更加理解医生，无形中缓解和减少了日后的医疗纠纷。[③]

　　开展健康知识讲座，能直接起到促进健康教育工作的作用。组织不同专科的健康知识讲座，并有意识地邀请一些具有代表性的主讲人讲课，如有一定职务的专家，能够引起较大的反响，能直接起到宣传健康教育的作用，能引起全院医务人员尤其是决策层领导对此项工作的重视，并积极开展医院健康教育。同时听众为医院工作提出了许多宝贵意见，为日后开展健康教育工作起到了积极的促进作用。[④]

三、健康知识讲座的原则

(一) 注重受众需求

　　健康知识讲座的选题必须遵循"以社区需求为导向"。需求信息的获得有三

---

① 刘守琴.重视健康教育,迎接人口老龄化的挑战[J].现代临床护理,2001,1(2):62.

② 钟玉莲,陈秀英.健康知识讲座在医院健康教育中的作用分析[J].国际医药卫生导报,2015,12 (21):134-135.

③ 戴金荣,张玉红.北京市第六医院健康知识讲座情况调查[J].中国健康教育,2003,19 (4):297.

④ 钟玉莲,陈秀英.健康知识讲座在医院健康教育中的作用分析[J].国际医药卫生导报,2015,12 (21):134-135.

个渠道:(1)社区调查研究;(2)医疗、预防、保健、康复、计划生育技术指导中的病历记录;(3)义诊、咨询的现场笔录。其中社区调查是主要渠道。调查内容包括个人和家庭的一般情况、病史、卫生设施、健康信念、健康知识、健康行为(特别是个人生活行为、保健行为、膳食行为)、健康需求七个方面。经统计分析列出社区的疾病谱、健康问题、健康需求三类资料,这些资料不仅是社区健康知识讲座选题的重要信息,也是社区卫生服务的重要资源。结合病历记录与义诊、咨询的现场笔录,可以看出社区群众对健康知识的一般需求和特殊需求。本着由浅入深、先急后缓的原则,拟定选题,制订讲座计划。①

(二)讲座前对内容做好充分准备

首先,选题要小。题目越小,越易做文章,越容易讲得透。如"吃出冠心病",一看就知道是与冠心病的饮食话题相关。如果用"冠心病的防治"这样的大标题,不但讲的人沉重,听的人也不感兴趣。其次,角度要巧,健康教育的角度选取得巧,会让听者产生兴趣。如在讲授婴幼儿应如何合理饮食时,如果取"婴幼儿合理饮食"这样的题目,恐怕没有多少家长会关注。但如果换成另一种标题和叙述角度,如"怎样使你的孩子吃出聪明",便会招来很多家长听课。②

(三)注重反馈和互动

健康知识讲座对象多为成年人,有着丰富的社会经历和生活经验。他们对主讲者提供的健康信息有自己的见解和判断,有的相同,有的相悖,多数听众渴望与主讲者进行交流。因此,健康知识讲座前的提问,可以从现场获得第一手资料,为主讲者讲明重点、讲透难点做参考。讲座后的测试是检验听众掌握知识情况、检验讲座效果和巩固讲座效果的好方法。与此同时,对主题的核心部分组织好课堂

---

① 刘姿,孙德明.社区健康知识讲座的特点与策略[J].中国全科医学,2002,5(10):815.
② 陆富民.社区健康教育讲座技巧初探[J].中国全科医学,2014,17(10):1208-1210.

讨论,让听众充分发表自己的意见,介绍自己的经验,提出自己的问题。主讲人再去伪存真、去粗取精,这不仅加深了对健康知识的理解,也促进了社区群众间的互相交流,活跃了课堂氛围。[①]

(四) 语言需要通俗易懂

有的主讲人有丰富的工作经验,专业知识水平很高,并且在讲座过程中也采用了多媒体演示等手段,但仍有听众反映听不懂,其主要原因是主讲人运用较多的专业术语,又没有用通俗易懂的语言进行解释,而普通居民的理解力有限。[②] 不要像给医学生上课那样给居民讲课,讲义要避重就轻。"重"是指有关生理生化方面的知识,"轻"就是轻描淡写、通俗诙谐。[③]

四、警惕虚假诈骗讲座

健康知识讲座为居民学习医疗卫生知识提供了许多便利,但也存在一些隐患,一些不法分子开始模仿健康知识讲座的模式,实施诈骗行为。这些诈骗团伙以老年群体为主要目标,利用他们贪图小便宜、信息渠道狭窄等弱点,打着举办讲座的名义,不断给参与健康知识讲座的老年人送礼物,最后再推销一些三无保健品,骗取老人钱财,这种骗局屡见不鲜。因此,我们必须了解他们的特征,有针对性地进行预防。

(一) 虚假诈骗讲座的特征

1.利用"诱饵"吸引人气

老年群体具有贪图小便宜的心理特征,这些诈骗团伙在前期会大肆宣传,声

---

① 刘姿,孙德明.社区健康知识讲座的特点与策略[J].中国全科医学,2002,5 (10):815.

② 吴文豪.常熟市健康教育讲师团运行效果及体会[J].江苏预防医学,2016(6):768-769.

③ 陆富民.社区健康教育讲座技巧初探[J].中国全科医学,2014,17(10):1208-1210.

称来参加讲座的老年人能够获得一些类似鸡蛋、大米、食用油等价值低廉的小赠品,老年群体的可支配时间普遍也比较自由,他们常常抱有反正"闲着也是闲着、不拿白不拿",而且"是健康讲座,去听听也无妨"的心理。另外,老年群体内部互相传播,把这个"优惠信息"一传十、十传百,成群结队地去参加讲座,这样的状况往往正中诈骗团伙的下怀。

2. 陷阱层层嵌套

比如提供所谓的免费体检的机会,然后提供虚假的"体检报告",告诉老年人他的身体出现了问题,但他们可以提供最先进的治疗方案,以此引诱他们购买高额但无效的药品;或是提供"免费旅游",实则把老年人带到另一个事先设置好的诈骗地点,引导他们购买一些保健产品。这些诈骗套路都是环环相扣的,老年人往往走错一步就难以回头。

3. 利用"伪亲情"获取信任

老年群体的子女往往外出求学、工作,不能常常陪伴在他们身边,因此他们难免感到孤独和无助,渴望关怀。诈骗团伙也会利用老年群体的这一心理特征,虚情假意地与老人套近乎,嘘寒问暖,关怀备至,一步步瓦解老人的心理防线,骗取他们的信任。等到老人开始与这些诈骗分子交心之后,他们便开始实施下一步计划,推销他们的"药品"或是各种"治疗套餐"。

4. 邀请"专家""名医"忽悠老人

有一些老年人的文化水平并不高,子女也不在身边,无法给予中肯的建议,这时他们更愿意相信权威,而"专家"和"名医"便是他们眼中的医疗权威。诈骗团伙往往会找一些人假扮"专家",免费开"健康讲座",分享"保健知识",再利用"专家"的这种"晕轮效应"进行推销。这些假扮者往往以假乱真,老年人很难辨别。

5. "伪科学"包装产品

"伪科学"其实是诈骗团伙专门的话术,利用这些话术他们将普通的产品进行包装,夸大产品的效用,诱骗老年人购买。比如普通的床垫冠以"磁场床垫"的名号,声称可以治疗腰椎间盘突出;低价手表谎称为具有稳定血压,增强心肺,防止晕车、晕船等治病功能。或者是将假冒伪劣产品说得天花乱坠,比如"包治百病""强身健体""延年益寿""长时间服用疾病自然痊愈"等。事实上这些产品要么就是普通的物品和保健品,要么就是没有生产许可的三无产品,老年人辨别能力较差,长期使用和食用这些来源不明的产品也会损害他们的身体健康。

6.假借各种"协会"的名号

诈骗团伙会对自身进行完美的包装,比如声称自己来自"中国营养协会""中国医药协会""全国中医协会"等各种听起来非常正当的组织,从而取得老年人的信任。公章、文书一应俱全,会场布置高级,工作人员也礼貌热情,老年人往往无法分辨,便认为自己参加的是正当的健康知识讲座。实际上只要上网一查便可得知,有些所谓的"协会"根本是子虚乌有。

(二) 如何防止被骗

1.切勿贪图小便宜

老年群体在年轻时往往过惯了苦日子,在日常生活中也十分俭省节约,这本是一种值得学习的品质,但容易被诈骗分子所利用。必须谨记的是,天上不会掉馅饼,一分钱一分货,对一切免费的、便宜的东西应该心怀警惕,多留个心眼,这样才不会让诈骗分子有可乘之机。

2.老年人使用钱财时要多与儿女商议

在一些新闻报道中,有些老年人被这些诈骗讲座骗光了一生的积蓄,万念俱灰,感到无法面对自己的子女,因而选择自杀,令人唏嘘不已。因此,老年群体在使用钱财时应该多与自己的子女交流,听听子女的建议,避免悲剧的发生。

3.儿女要多陪伴和关心老人

许多年轻人把所有心思都放在事业或学业上,对自己的父母缺乏关心,难免使父母感到孤独,这便给了不法分子以可乘之机。事情再忙也总有闲暇的时候,多给父母打电话,多与父母沟通,了解他们最近的身体状况,了解他们最近在做什么,多点关心和陪伴,一旦父母陷入了圈套也能早点提醒他们,避免受人蒙骗。

4.看病开药要去正规医院

不管是慢性病还是急性病,看病开药都必须去正规的医疗机构,不应该相信一些"神药""特效药",在治疗疾病的时候也不应该急于求成或是病急乱投医。在服用药品时也应该遵循医嘱,不应该擅自停药或者换药。

5.加强反诈宣传

这些诈骗团伙的套路其实基本一致,没有太多的花样,但为什么还是源源不断有老年人上当受骗?原因之一就是老年群体信息来源渠道相对狭窄,对外界的信息并不灵通,才使不法分子有机可乘,能够"一招鲜,吃遍天"。因此,各大传统媒体应该加强对于这类虚假"健康知识讲座"的曝光,让老年人有所了解;社区宣传栏也应该张贴相关的宣传海报;子女要经常对父母进行防诈骗科普,做到有备无患。

第三节　老年群体微信平台的健康谣言[①]

老年群体一直被认为是互联网所抛弃的一代人,直到智能手机和微信的出现,越来越多的老年人开始接触网络。由于老年群体对网上信息的辨识能力较低,新媒体媒介素养较差,同时随着年龄的增长与体能的下降,饮食、疾病、养生等话题成为老年人关注的焦点。因此,大量的健康类谣言在老年群体中传播。2021年发布的全国第七次人口普查结果显示,60 岁及以上人口为 26,402 万人,如此庞

---

① 本节作者:王杨,人民网舆情数据中心编辑。

大的老年人口给健康类谣言的传播提供了人群基础。北京地区网站联合辟谣平台和腾讯较真平台在 2017 年 4 月 19 日发布的《谣言易感人群分析报告》指出,33.8%的谣言易感人群为 60 岁及以上的老年人,位列第一;23.8%的谣言易感人群为 45~59 岁的中老年人,位列第三。微信由于其操作和分享的简便性、人际关系的亲密性,更容易成为老年群体传播健康类谣言的温床。①

一、健康谣言在老年群体的微信中盛行的原因

(一) 老年群体对媒介的信赖

要说年轻的一代出现了对媒体的反叛现象,那么老年群体则对媒体的信赖度较大。魏蒙和姜向群在《老龄化背景下老年人与传媒关系文献研究述评》一文中指出,老年受众是一个对媒介忠诚度高、关注新闻、信赖媒介的群体。② 全国老龄科学研究中心曾经分别于 2000 年和 2006 年开展了一项全国城乡老年人闲暇活动情况调研,结果显示,电视、广播、电影三种媒介一直处于老年人使用媒介中的前四位,近年来,智能手机和微信也成为老年群体较多使用的媒介。老年群体多赋闲在家,社会活动参加渠道较少,往往通过媒介获取外界信息,对信息获取有着强烈的需求与期待,且对媒介忠诚度较高。

微信公众号由于其申请简单、无须费用等特点,个人、组织、广告商等对此趋之若鹜,发布的信息也是真假难辨。老年群体忠诚度较高,公众号更是一种新生事物,他们不了解公众号背后的运行机制,一旦信息经过媒介"赋权",他们就会全盘接收。

① 腾讯较真.谣言易感人群分析报告 [EB/OL]. (2017 - 04 - 18) [2017 - 04 - 19]. http//news. qq. com/cross/20170418/U02vK8D7.html? isnm = 1.
② 魏蒙,姜向群. 老龄化背景下老年人与传媒关系文献研究述评[J].老年科学研究,2014,2(11):53-60.

(二)强社交关系下的信息信任与世代关爱

美国社会学家马克·格拉诺维认为,人类关系网络可分为强关系网络和弱关系网络,强关系网络指的是个人的社会网络同质性较强,人与人的关系亲密,较强的情感因素维持着人际关系。[1] 微信致力于打造强社交关系,微信好友一般互相认识,多是同学、同事、朋友、亲人等,老年群体的微信好友圈更是如此,且以亲人为主。这种基于熟人的强社交关系所传播的信息更容易被信任。在传播学研究中,信源的可信性与传播效果有着较强的正关系,在新媒体语境下,熟人所发布的信息更容易被接收和信任,而老年人对消息是否属实也常常不予考察。此外,老年群体的微信好友圈多以亲人和朋友组成,出于对亲朋,尤其是后代的关爱,老年人很乐意转发分享健康类消息。

微信中的强社交关系就像是谣言的双重保护伞和助推器,一方面,它使得健康类谣言更易被老年人相信;另一方面,它助推了老年人转发与分享这类信息。

(三)部分老年人亲情的缺位与健康安全感的缺失

进入老年阶段,或多或少都会经历身边人的生离死别,加之现代社会年轻人工作压力大,孩子学业繁重,部分老年人在情感上有所缺位。英国精神病学家约翰·鲍比(John Bowlby)提出了依恋理论,他认为依恋是婴儿和其照顾者(一般为母亲)之间存在的一种特殊的感情关系。刘航、刘秀丽、李月在《老年人的依恋特点》一文中也指出,虽然鲍比的早期实证研究都是基于观察婴幼儿和儿童,但他始终强调,依恋行为及其所产生的关系呈现并活跃在整个生命周期中,这无疑是依恋理论经久不衰的主要原因。近年来,人口老龄化问题日益凸显,研究者们开始逐渐意识到依恋在个体晚年生活中的重要性。同时,文中还指出了老年人依恋的临床表现,面对慢性疾病的日益增加,老年人的安全感下降、脆弱感增强,老年人

---

[1] GRANOVETTER M S. The strength of weak ties[J]. The American journal of sociology,1973,78(6):1363.

与其照顾者的关系也变得复杂。①

观察现实生活，我们不难发现，老年人在现代生活中与年轻人的生活轨迹脱节，他们希望通过网络弥补亲情缺位的情感焦虑。血缘关系所建立的联系是无法改变的，但世代之间由于地理、心理等因素所造成的隔离使得情感联系减弱，增加了老年人的孤独感和依赖感。微信由于其操作的简便性，并且微信语音也弥补了老年人在打字上的障碍，微信群这种点对面的模式也消除了他们怕打扰子女的担忧，微信成为老年人与亲人沟通的较好选择。

随着年龄的增长，对自身健康状况的担忧，以及亲情缺位带来的不安全感等因素，促使老年人较为关注健康类信息，但在朋友圈、微信群或者点对点的人际交流中分享的信息，其中也有不少健康类谣言。

二、健康类谣言的常见手法或常见逻辑谬误

（一）诉诸恐惧

诉诸恐惧又指警钟效果，用"恐吓"的方法使人们感到紧张与危险，一般来说有两种效果：一是促使人们与特定的传播内容接触；二是促使人们感到紧迫而采取行动。如2017年8月份的谣言"红枣与虾同食，老人因此丧命"，以及2016年的谣言"多省市自来水检出疑似致癌物""包了保鲜膜的西瓜细菌多十倍""低钠盐是送命盐"等。仔细观察这类谣言，我们不难发现，它们常与生命、癌症等能引起人们恐慌的词语相联系，同时大量使用"可怕""魂都吓掉了"等语句。

随着受众媒介素养的提高以及商业广告中恐怖诉求的滥用，年轻一代对警钟效果产生了一定的免疫力。边祎明在《警钟效果在当今信息传播中的弱化现象》一文中有过详细论述，但是警钟效果在老年人微信朋友圈里的健康类谣言中却威

---

① 刘航,刘秀丽,李月. 老年人的依恋特点[J].中国老年学杂志,2012,32(24):5624-5626.

力不减,主要有以下原因:第一,从信息本身来看,内容涉及生命健康安全,受众(尤其是老年受众)对这类信息本身就比较敏感;第二,从受众角度来看,由于老年群体赋闲时间较多,他们更有时间关注自己与家人的养生问题,宁可信其有的心态使他们倾向于接受这类信息;第三,从传播媒介来看,微信由于其使用与转发的简便性,老年人更愿意转发此类信息。

(二)诉诸权威

诉诸权威指通过相关领域的专业人士之口来印证某一观点,说服受众认同的一种手法,这是一种实质谬误。在健康传播领域,诉诸权威一般是指通过养生专家、医生等人之口普及健康知识。然而事实上,近年来大量假权威、假专家出现在媒介上,不要说是分辨能力较弱的老年人,经常接触媒介的年轻人对其都真假难辨。被曝光的刘洪斌是典型的假专家,她频繁地以不同身份出现在不同的健康讲座上,其目的是售卖虚假药品。她可以说是"专家"扮演者的专业户,而众多老年人对她深信不疑。

过去,"专家"们常常活跃于电视,不正规的报纸、杂志等传统媒体中,此外还热衷于开办各类健康知识讲座及免费健康体检等活动,并通过传单等媒介扩大影响,其策略也可谓"整合营销"。

微信时代,"专家"已从传统的电视、报纸转移到了微信朋友圈。传统媒体当中"专家"一般有以下特征:第一,一般为60岁以上的老年人,这类"专家"与老年人心理距离比较接近,且在中国传统上认为年纪越大,水平越高;第二,他们一般都有祖传药方或者有一张自创独门药方,这种药方可以治疗顽固且普遍存在的老年疾病。而微信里的"专家"部分保留了这种特点,更多的是有了新的特征——虚拟化,即微信中的"专家"们很有可能没有具体的形象,而是直接以"专家"一词代指,抑或某某医院某某医生(极大可能是虚构的),抑或以"最新研究成果表明"这样的句式表述。

(三)诉诸从众

乐队花车是一种宣传技巧,也是一种逻辑谬误,指的是通过描述大部分人都在做(至少我身边的人都在做)来营造出"热闹非凡"的场景,从而希望受众跳上这辆"花车"。如"大部分家庭已经拆掉地暖,有辐射""日本核泄漏导致的中国国民大肆抢购食用盐"等谣言便使用的是乐队花车法。乐队花车法一般出现在健康类谣言文章的标题或者句首,多以"快来看,大家都在……""那么多人在做这件事""你还不知道"这类句式出现。

乐队花车法之所以在老年群体的微信圈盛行,笔者认为主要有以下两点原因:第一,以微信为代表的新媒体本质上就是一种信息快餐,人们在消费这类信息时没有过多的理性思考,尤其对于老年群体来说,"热闹"本身就能激起他们的兴趣;第二,大部分人承认的观点就是对的,这种观念普遍存在于老年群体中。

(四)断章取义

在健康类谣言中,断章取义也是常见的谬误,一般是截取了科普文章或者健康宣传中的部分事实进行传播,当这部分事实脱离了文章主体便成了谣言。典型的健康类谣言"无糖食品不发胖",就是一些饼干生产厂商为宣传他们的饼干而搞出的噱头。而事实是即使不含糖的饼干,其中的淀粉和油脂也能够使人发胖的。这一谣言稍微有些辨识力的人都会轻易识别,但是与科学紧密相关的谣言,普通人就难以识别了。

因为断章取义而产生的谣言,一部分是传播者为了某些目的而故意为之,另一部分是由于在传播过程中产生了失真或误读,当受众并没有看完全部信息便产生传播行为时也极可能滋生这类谣言。

三、应对措施

健康类谣言的传播对社会的正常秩序产生了一定的负面影响,老年群体成为健康类谣言攻击的主要对象,设法遏制这类情况的出现对社会治理有着积极影响。网络谣言是信息需求与信息供给不平衡的产物和社会挤压的结果。[①] 尤其老年群体中的谣言传播更有着受众自身的局限性和相关家庭及社会因素,治理并非易事。对此,需要政府、新闻媒体、家庭等多方协调。

(一) 完善监督与管理

监督与管理体系的完善应该包含三个主体,即政府相关职能部门、相关行业、受众。丁先存与王芃在《国外网络谣言治理及启示》一文中将其描述为责任分解,共同治理。[②] 从宏观上来说,众多文章已有对三个主体该如何完善监督与管理的详细论述,在此便不加赘述。本节致力于探讨如何从微观上(即辟谣层面上)完善监督与管理。

1.辟谣信息尽量简单明了,可以冗余

读者在阅读新闻信息时,多选择跳跃式阅读,网络文本阅读更是如此,尼尔森诺曼集团在 2006 年的一份报告中显示,受众在阅读网络文本时视线是跳跃的,更多关注自己感兴趣的内容,且越向下扫速度越快。尤其是当老年群体在使用手机进行阅读时,由于生理条件的限制,手机的光线及字体大小让他们很难坚持逐字逐句阅读。长篇大论的辟谣信息,很难使老年人坚持阅读下去,这样很容易使重要信息遗失。因此,简洁明了的信息对于辟谣来说是极为重要的,这就要求传播者在构建文本时,多用老年人能够接受与理解的语言,图文结合。陈庆新等人还

---

① 孙丽,余建华.网络谣言的特征、成因与治理[J].电子政务,2014(4):70-75.

② 丁先存,王芃.国外网络谣言治理及启示[J].中国行政管理,2014(9):119-123.

提出,肯定正确的信息比纠正错误的信息更有说服力,这一点在奥巴马选举期间关于他是否为穆斯林的争论中有所研究,研究发现当奥巴马说"我是基督徒"比"我不是穆斯林"时更加有效。

冗余是语言学的一个概念,指的是如果该信息可以从文本中再次获取,多余的部分便称为冗余。适当的冗余有利于克服信息传播过程中的噪声。在针对老年群体的辟谣信息传播中,最大的问题便是由于阅读习惯(跳跃式阅读)及生理条件限制所造成的信息遗漏与误读,在这个前提下,冗余是很有必要的。该类的辟谣信息有两种冗余方法:一是重要信息运用同一句式多次出现,这种方法能引起受众的注意,也能给受众留下深刻的印象;二是运用不同的表述方法重复重要信息,这种方法有利于不同受众的理解,也有利于克服信息传播过程中的误读行为。

2.辟谣在历时性与共时性上应反复进行

一则谣言的传播分为潜伏期、发展期、爆发期、衰退期四个时间阶段,无论哪个阶段的谣言,一旦进入受众的视野便可能产生一定的传播效果,且谣言先入为主,辟谣信息姗姗来迟。清华大学刘知远的研究表明,大部分微博谣言从传播到被举报都在一个小时以上,开放性较强的微博尚且如此,更何况较为封闭的微信则历时更久了。由于互联网具有分裂式的传播特点,一个小时后谣言早已传得沸沸扬扬。此外,老年人信息接收速度远低于年轻人的信息接收速度,当辟谣信息被老年群体获取时,谣言信息可能早已成为他们的先验知识。传播时差带来的另一个问题是,有些已经证伪的不实消息依然在网络中不停地被传播和扩散,谣言到达的人群和辟谣到达的人群并不完全对等,听到谣言并信以为真的人可能继续将此谣言传播下去。[①] 这给辟谣工作带来了可想而知的难度。

在这样的辟谣环境下,就要求有关主体在发布辟谣信息时在横向与纵向上反复辟谣。横向上即要求有关主体通过电视、报刊、社区公示栏、微信等老年人经常接触的媒介进行辟谣宣传;纵向上即要求有关主体根据谣言传播的时间长短等因

---

① 陈庆新,赵乐平.网络谣言的产生原因与应对策略[J].当代电视,2017(1):98-99.

素,在一定时间段内反复辟谣。

3.整合社会资源构建老年群体辟谣平台

纵览我国当前的辟谣机制,针对老年人的健康类辟谣平台并不多,个别媒体在发现谣言后在本媒体会进行辟谣,但是这些媒体中的信息又有多少能够传达到老年群体中,这仍有待考证。

整合社会资源构建老年群体辟谣平台,即整合以老年人为目标受众的媒介(包括电视、广播、微信等),联合打造辟谣平台,实现平台共建、信息共享成为一种趋势。但联合打造辟谣平台需要媒介管理部门整合社会力量,单纯靠个别媒体联合是难以实现的。

(二) 加强对老年群体的媒介素养教育及科学知识的普及

传播学的历史告诉我们,媒介素养的高低决定了媒介使用的效果。[①] 老年群体由于知识更新能力较弱,新媒体又是一种新型事物,老年人很容易被欺骗、被误导,因此,针对老年人进行一定的科学知识普及,能帮助他们抵御谣言。

1.媒体应承担起相应的责任,开设相关老年节目

消费社会,年轻人成为消费的主力军,部分媒体为了售卖有消费能力的受众的注意力给广告商,使尽浑身解数吸引年轻人。在这样的环境下,针对老年人的节目越来越少。宗戎研究发现,只有2%的电视台开办了老年栏目,每天的播放时间也不超过两个小时。[②] 在这样的传播环境下,想提升老人的媒介素养是有一定难度的。因此,媒介在实现其经济效益的同时也应承担起一定的社会责任。由专业媒体创办的老年人电视节目有利于帮助他们获取信息,以一定的速度更新其知识体系,促使他们逐渐弥合由于时代发展而造成的数字鸿沟。

---

① 丁卓菁.新媒体环境下老年群体媒介素养教育探讨[J].新闻大学,2012(3):116-121.
② 宗戎.关于创办老年频道的思考[J].新闻传播,2004(12):60-61.

2.政府、医院等机构应当加大宣传力度

政府、医院等机构应当走进社区,使用老年人容易接受的方法(如编写健康宣传小册子、编写辨别谣言的顺口溜等),宣传健康知识,传授辨别健康类谣言的方法。

3.政府、媒体等应鼓励年轻人帮助老年人正确使用智能手机与微信

某些广告通过影响第三人促使消费者产生购买行为,这是传播学当中的第三人效果理论的应用。第三人效果理论认为,人们在面对大众传媒对人的影响时,倾向于认为这些信息对他们自身不能产生太大的影响,而对于他人则会有不可估量的影响,对目标人群的影响主要通过第三人来实现。在增强老年人媒介素养时,也不能忽视周边的年轻人对他们的影响。

第四节　做好高血压等慢性病的健康传播①

身心健康是人民幸福的重要条件。2016 年,中共中央、国务院印发的《"健康中国 2030"规划纲要》明确指出,要把人民健康放在优先发展的战略地位。2017年 10 月 18 日,习近平在党的十九大报告中提出"实施健康中国战略"。国务院2019 年 7 月印发的《国务院关于实施健康中国行动的意见》指出,人民健康是民族昌盛和国家富强的重要标志,预防是最经济最有效的健康策略,在国家层面成立健康中国行动推进委员会。

随着社会的发展和人们生活水平的提高,越来越多的人重视健康传播,健康传播成为传播学界、医疗卫生界关注的议题。高血压等慢性病开始时症状并不明显,病情并不严重,但可能突然恶化,导致患者脑出血、瘫痪,甚至猝死,给患者家

---

① 本节内容系根据多方资料整理而成。

属造成较大的经济压力、护理压力。若能通过有效而广泛的健康传播,使"少吃盐、常测血压"成为人们的日常生活习惯,就会实现有效预防,高血压患者将大为减少。

媒介是人们获得慢性病知识的主要渠道。媒体在慢性病防控方面起着重要的作用,向公众传播慢性病知识是媒体不可推卸的责任。城乡社区是传播慢性病知识的重要场所,社区宣传栏、电梯展板、楼宇电视、农屋外墙是重要的健康传播媒介。我国处在城市化和老龄化背景下,慢性病是一个重大的健康问题。各类主体对慢性病防治知识的报道与科普,直接影响着民众对慢性病的科学认知。

心脑血管疾病、癌症、慢性呼吸系统疾病、糖尿病是最值得关注的四类慢性病。慢性病健康传播的对象主要是中老年人,但其他群体也应该关注有关知识,因为"慢性病年轻化"已经成为现实和趋势,家属也可以帮助中老年人防治高血压等慢性病。《国务院关于实施健康中国行动的意见》指出,通过政府、社会、家庭、个人的共同努力,努力使群众不生病、少生病,提高生活质量。

一、慢性病健康传播的主要形式

(一)新媒体传播

新媒体传播是通过互联网在电脑、手机、网络电视等硬件终端向受众提供健康信息的传播形态,网站、抖音、微信群、视频号、微信公众号、微博、QQ、客户端是目前民众常用的新媒体平台。从用户规模和便利性来看,新媒体远超传统媒体。利用新媒体传播慢性病健康知识,成本低,受众多,效果好。当然,传统媒体在健康传播的权威性方面更有优势。

(二)面对面传播

面对面传播是指参与传播的双方均处于同一时空,能够直接感受到对方(如看到对方的脸、听到对方的声音），利用语言符号和非语言符号来传播信息。面对面传播，可能在线上进行，也可能在餐桌或某个讲座现场。面对面传播容易建立信任关系，取得较好的传播效果。

（三）组织传播

组织传播是指组织开展的信息活动，包括组织内部传播、组织对外部传播两种情况。社区居委会、村民委员会、工会、卫生所、医院等组织机构都可以开展关于慢性病防治知识的健康传播，形式包括：知识讲座、知识竞赛、发传单、出黑板报、张贴健康教育宣传海报、悬挂健康教育横幅、外墙刷标语、拍短视频等。形式越多、频度越高越好。

二、慢性病健康传播的主要内容

（一）宣传我国慢性病现状、风险与防治知识

自 19 世纪后期开始，世界慢性病的病例数不断上升。据世界卫生组织报告，随着各国经济水平的提高、居民生活质量的提升，慢性病总体呈现出"发病率、死亡率、致残率增高"情况，而患者对疾病的知晓率、治疗率、控制率的认知水平较低，这种"三高三低"现象意味着需要更多更好的健康教育。长期不良饮食或不良生活习惯等因素，容易引发慢性病，而慢性病已经成为许多疾病发病的诱因。媒体、研究机构可以通过发表报道、研究报告等，向大众通报慢性病的总体数据、具体案例、危害，起到"提示风险、发出预警、改变认知、劝阻不良习惯"的作用。

对民众开展慢性疾病健康知识的科普，可有效降低慢性病的患病率。国务院办公厅印发的《中国防治慢性病中长期规划（2017—2025 年）》要求："卫生计生部门组织专家编制科学实用的慢性病防治知识和信息指南，由专业机构向社会发

布,广泛宣传合理膳食、适量运动、戒烟限酒、心理平衡等健康科普知识,规范慢性病防治健康科普管理。充分利用主流媒体和新媒体开展形式多样的慢性病防治宣传教育,根据不同人群特点开展有针对性的健康宣传教育……到 2020 年和 2025 年,居民重点慢性病核心知识知晓率分别达到 60% 和 70%。"

(二)医学专家讲解慢性病防治知识

在慢性病健康传播过程中,医学专家因其专业性、权威性成为强有力的意见领袖。"意见领袖"概念的提出者拉扎斯菲尔德认为,意见领袖在信息掌握和专业知识上具有优越性,能够对他人形成有效影响。许多人可能不相信媒体的报道、亲友的忠告、政府官员的提醒,但往往会相信正规医院医生、医学院教授等医学专家。因此,邀请医学专家在各种媒体平台讲解慢性病的防治知识,发挥其作为意见领袖的特殊作用,有利于大大提升慢性病健康传播的说服效果。

(三)民众提升慢性病防治素养

慢性病防治,先知后行。慢性病防治素养是人类个体获得的关于防治慢性病的知识、素质与能力,是衡量我国居民慢性病防治状况的重要指标。慢性病防治素养的提升能有效控制慢性病的危险因素,从根源上降低慢性病的发病率、致死率、致残率,显著提升慢性病患者的疾病自我管理能力。

慢性病防治素养是健康素养的重要组成部分。慢性病防治素养好的人,拥有常见慢性非传染性疾病预防和治疗的基本知识,拥有健康的行为和生活方式,具备自我管理慢性病的能力,能够较好地维护和促进自己的健康,减少慢性病非传染性疾病的发生。如果民众的慢性病防治素养得以提高,人们就可以选择更健康的行为,降低患病风险,有效改善慢性病患者的健康水准,减轻社会的疾病负担。

三、影响慢性病健康传播效果的主要因素

（一）大众媒体对慢性病报道的重视程度不够

媒体有着重要的健康教育功能，承担着"传授健康知识"的责任，媒体对慢性病的报道力度影响着读者对慢性病的重视程度。慢性病报道数量能够体现新闻媒体对慢性病的重视程度，报道数量越多，越凸显媒体的重视程度。但是，由于慢性病的日常症状表现较为平和，没有很强的戏剧性、冲突性，新闻价值看似不大，所以，大众媒体对慢性病的报道和知识科普都比较少，由此也导致许多人忽视慢性病的预防。

（二）患者轻视慢性病，进而轻视关于慢性病的健康传播

慢性病在未爆发严重病情时，患者往往感觉不到明显的痛苦，自然就对慢性病放松警惕，轻视慢性病的严重后果，进而轻视与慢性病有关的健康传播，轻视慢性病健康传播的具体内容，由此在行为习惯方面不思改变。例如，国家心血管病中心、中国医师协会等多方联合制订的《中国高血压临床实践指南 2022》将中国成人高血压的诊断标准由 140/90mmHg 下调至 130/80mmHg，但一些患者收缩压在 180mmHg 以上也不觉得难受，就放弃服用降压药，不坚持"每日食盐摄入量不超 6 克"，照旧参与容易使人情绪激动、心跳加速的麻将游戏，照旧食用高盐食材，照旧不参加体检测量血压，结果就遭遇血管爆裂、不省人事的危急情况。

（三）民众的慢性病健康素养较低

由于历史原因，有些民众的慢性病健康素养偏低，个体强化自身健康责任意识不强，自我健康管理能力较低，不懂得摒弃不健康的行为与生活方式（例如频繁

抽烟、大量食用腌制食品），也不愿意接触慢性病科普读物和科普讲座。基于以上原因，大众媒体要加大对慢性病防治的报道力度，增加宣传慢性病防治知识的公益广告；尚未发生严重病情的慢性病患者，要居安思危，防微杜渐，主动接触慢性病健康传播媒介，获取慢性病健康知识，汲取严重病患的教训，优化生活方式，坚持预防，尽早治疗，劝阻亲友危害健康的放纵行为。当然，个体在接触慢性病防治知识时，应注意甄别慢性病防治信息的真伪，尽量不参加非正规机构的健康讲座，重点关注权威机构的慢性病健康传播内容，不信健康类谣言，不传不转发健康类谣言。

第四章

大众媒体与健康传播

健康传播包含多种形式,如人际传播、组织传播、大众传播等,大众传播无疑是其中最重要的传播方式。媒介技术的飞速发展、公众信息需求的激增、健康危机情境的突发,使得媒体成为公众了解健康信息和感知社会健康状况的主要来源。健康传播过程中,作为"把关人"的大众媒体应过滤、筛选、设置、强化健康议题,构建社会关于健康保健、疾病防治、危机应对的意识。

第一节　媒体健康传播概况[①]

一、媒体的地位和作用

(一) 媒体角色

健康信息传播不仅需要考虑信息内容,还应关注哪些有价值的信息形成了传

---

① 本节编者:陈佳丽,南昌大学新闻与传播学院讲师、博士。

播。当信息被有效传播,传播者就要做出说什么、向谁说,以及怎样说的决定。可见,信息内容并非中立的,健康信息传播的基础是基本价值观。

大众媒体对事实信息具有自己的筛选标准,只有符合群体规范或"把关人"价值标准的信息才能进入传播渠道,且媒介对某一信息或新闻事件的关注程度、报道的频率,成为公众判断该事件是否重要的影响因素。

大众媒体是健康传播研究的主要内容。2010年美国卫生部颁布了《健康人民2020》,将大众传媒等热点内容列为中心发展目标,涉及医疗服务的公平性、健康教育和社区化项目、公共卫生设施等。[①] 以2005年国家卫生健康委疾病预防控制局、国家卫生健康委宣传司、中国健康教育中心、中国记协联合发起的"中国健康知识传播激励计划"(以下简称"激励计划")为例,它以促进公众健康为最终目标,以提高大众媒体的健康报道质量,帮助公众预防慢性疾病为目的,以记者和公众为对象,通过大众媒体进行大规模有针对性的传播。"激励计划"基于媒体的报道是大众获取预防慢性病健康知识的重要来源,因此,提高大众媒体中健康报道的质量,可以有效帮助公众预防慢性病。大众媒体在扩大本身影响的同时,提高了科学知识的传播性。因此,大众媒体常被认为是健康传播运动中的重要渠道,促使人类健康行为发生改变,降低了人们的患病风险与死亡率。[②]

可见,大众媒体已成为一种无处不在的健康信息传播平台,充当着信息的发布者和公共语言的解读者角色,帮助公众增加了关于健康的信息量,进而影响了人们对医疗保健的相关决策。因此,分析公众主要通过什么渠道接触相关资讯以及对相关信源的信任程度,对健康信息传播至关重要。

(二)健康传播报道相关理论

1.议程设置

议程设置(Agenda Setting)指大众媒体将受众注意力导向某一具体问题的能

① 胥琳佳,蔡志玲.国际健康传播研究的现状及趋势[J].科学与社会,2013,3(2):73-84.
② 涂光晋,张媛媛.中国健康传播运动实践研究[J].国际新闻界,2012,34(6):11-18.

力。媒介具有为公众构建事务的潜在功能,为人们提供了观察社会的简化模式。1972 年,唐纳德·肖(Donald Shaw)和麦克斯威尔·麦科姆斯(Maxwell McCombs)提出议程设置功能,其核心观点是大众媒介往往不能决定人们对某一事件或意见的态度和看法,但可以通过有意识地提供相关的信息和议题,影响人们关注某些事件和意见,并引导他们谈论这些话题的先后顺序。①

议程设置分两个层面:第一个层面建立起具有重要意义的总体性事务;第二个层面则决定这些事务中的哪些方面是重要的,大众媒介对某些事件和意见的报道以及强调程度与受众对这些事件和意见的重视程度成正比。如此看来,在健康传播过程中,大众媒体的功能便是通过议题设置,告知公众哪些健康问题或哪些健康信息是最重要的、最迫切的,哪些不良生活方式或行为是最需要加以改变的,进而达到增进社会健康状况的总体目标。②

议程设置功能由三部分组成:首先,媒介要讨论哪些事务是重要的,形成媒介议程;其次,媒介议程以某种方式影响公众的思想与行为,形成公共议题;最后,公众议程以某种方式影响决策者的思想,进而形成政策议程。

2.涵化理论

涵化理论是根据美国宾夕法尼亚大学的乔治·戈本纳和拉里·格罗斯的相关研究项目发展而来的,是"文化指标"的总研究项目的组成部分。"文化指标"项目的研究目的是识别并追踪电视对观众的"培养"效果,致力于研究媒体效果,尤其是收看电视是否会影响受众的日常观点和想法。研究主要基于对大量看电视的观众与少量看电视的观众的比较,其出发点是在电视机成为在大多数时间解说最多故事的叙述者时,对大量看电视的观众来说,电视实际上主宰和涵盖了其他信息、观念和意识的来源,教导了共同的世界观、角色观和价值观。③ 该理论强调,媒体对某一议题报道的影响是一个长期的过程,能够影响人们的认知、态度或

① 李特约翰,福斯.人类传播理论[M]. 史安斌,译.北京:清华大学出版社,2008:340.

② 陈小申.中国健康传播研究:基于政府卫生部门的考察与分析[M]. 北京:中国传媒大学出版社,2009:100.

③ 赛佛林,坦卡德.传播理论:起源、方法与应用[M]. 郭镇之,译.北京:华夏出版社,2000:292.

行为。

涵化理论认为,高频率收看电视的观众更易受到媒体信息的影响,更易相信这些消息的真实性,认为对观众态度的培养要基于社会中的已有态度,媒体采纳了社会已有态度再次呈现给观众。媒体对社会态度和观念有深远影响,谁从媒体中得到的信息越多,谁受到的影响就越大。

据统计,中央电视台有50多档栏目不同程度地涉及健康方面的报道。在卫生新闻方面,CCTV-1的《新闻联播》《晚间新闻》《新闻30分》,CCTV-2的《经济信息联播》《经济半小时》,CCTV-4的《中国新闻》《新闻60分》,CCTV-5的《体育新闻》《早安中国》等栏目,适时播出与卫生健康相关的新闻资讯。在专题节目方面,中央电视台有40多个专题栏目,如《健康之路》《中华医药》《生活》《为您服务》等,通过提供医学信息和知识,提升国民健康素养。①

3.创新扩散理论

1962年,美国新墨西哥大学埃弗雷特·罗杰斯(Everett M. Rogers)教授研究多个有关创新扩散的案例,考察了创新扩散的进程和各种影响因素,总结出创新事物在一个社会系统中扩散的基本规律,提出了著名的创新扩散S曲线理论。该理论是通过媒介劝服人们接受新观念、新事物、新产品,侧重大众文化对社会的影响,是对创新采用的各类人群进行研究归类的一种模型;该理论还认为在创新面前,部分人会比另一部分人思想更开放,愿意采纳创新。

创新的传播包含以下五个步骤:认知(knowledge)、说服(persuasion)、决定(decision)、实施(implementation)、确认(confirmation)。创新的扩散一开始比较慢,当采用者达到一定数量后,扩散过程会突然加快,这个过程一直延续,直到系统中所有可能采纳创新的人都已采纳创新。到达饱和点后,扩散速度又逐渐放慢,采纳创新者的数量随着时间呈现出S形的变化轨迹,传播速度受个体认知、创新本身属性特征、社会影响等因素的影响。

① 陈小申.中国健康传播研究:基于政府卫生部门的考察与分析[M].北京:中国传媒大学出版社,2009:110.

在健康传播领域,创新扩散理论认为,人们在社会网络中通过媒体接触新观点的程度会决定人们采纳新的健康行为的速度,他们会经历知晓、兴趣、评估、试验、最终采纳这几个阶段;当人们从他们所尊敬的人那里听到其对新行为的积极评价时,最有可能采纳该项行为。[①] 创新扩散理论强调了新的健康行为总是借助社会网络来传播,关键的群体和个人会在传播中发挥更重要的作用。

二、新媒体健康传播

(一) 新媒体的含义

新媒体借助于无线通信和移动互联技术,以信息海量、表现形式丰富多样、交互性、及时性、参与度高、人人可及等特点,为开展健康传播提供了平台。有别于传统媒体,如报纸、杂志、广播、电视等,新媒体依托网络技术,以移动终端为平台,打破时间和空间限制,即时接收和发送信息的媒体方式,涵盖所有数字化的传统媒体、网络媒体、移动端媒体、数字电视、数字报刊。随着互联网、大数据、人工智能的发展,在线网络、社交媒体被设计成促进健康的虚拟空间,为个人提供寻求和分享健康信息服务。

(二) 新媒体健康传播行为

利用新媒体增加互动,促进受众分享和获取健康信息,能起到提高医护质量和改善医患关系的作用。这种改善主要体现在以下几个方面:为患者提供关于不同健康状况的信息;随时回答患者提出的有关疾病管理的咨询;促进患者之间的交流和医患之间的对话;收集患者自我管理的经验和建议;患者健康干预、健康教

① 喻国明.健康传播:中国人的接触、认知与认同　基于 HINTS 模型的实证研究与分析[M]. 北京:人民日报出版社,2018:50.

育与健康促进;建立社交联系,减少患者的病耻感;提供在线健康咨询;为不容易获取健康信息的人拓展信息获取渠道;提供社会、情感支持,帮助人们养成健康行为;增进医疗工作者之间的信息交流。①

医疗健康信息是互联网使用最多、流传最广的信息种类之一。有研究显示,80%的互联网用户至少使用网络查询过一次健康信息,查询健康信息成为继 e-mail 和搜索引擎之后的第三个使用最多的网络行为;来自欧洲的调查结果显示,约三分之一的互联网用户在网络上查询健康信息,近一半的互联网用户利用互联网信息决定他们是否需要去看医生;②2012 年,北京、合肥地区居民健康信息调查报告结果显示,公众在互联网上的健康信息接触行为,以浏览接触、分享信息和有目的地搜索信息为主,且居民的网络健康行为中,以"寻找减肥、健身、体育锻炼信息"和"为他人寻找健康或医疗信息"较为常见,"寻找医院或医生的信息"和"阅读或分享社交网站上的健康医疗话题"相对频繁,"写关于健康的网络日记或博客/微博""参与某种疾病的网络社区/论坛""网上购买维生素或保健品"的较少。③

当然,获取健康信息渠道的增多也会引发人们思考,如公众是否能够有效使用搜索引擎获取健康信息;是否能够判断、取舍新媒体平台上鱼龙混杂的健康信息;是否能够准确理解健康信息,进而养成正确的健康行为。

---

① 田向阳.健康传播学[M].北京:人民卫生出版社,2017:150.
② ANDREASSEN H K,BUJNOWSKA-FEDAK M M,et al. European citizens'use of e-health services:a study of seven countries[J].BMC public health,2007,10(7):53.
③ 喻国明.健康传播:中国人的接触、认知与认同——基于 HINTS 模型的实证研究与分析[M].北京:人民日报出版社,2018:50.

第二节　媒体健康传播存在的问题①

一、问题表现

（一）传播虚假健康信息

真实是新闻的生命，没有真实，便没有新闻的一切。新闻真实性原则的总体要求是真实地报道真实的新闻事实，达到个体真实和总体真实相统一，揭示新闻事实的性质和本义。同样，真实是大众媒体健康传播的首要要求，力争客观公正地报道、分析健康信息，是健康传播的首要准则。然而，在现实中大众媒体传播错误的、虚假的健康信息时有发生，常常误导受众，造成信息混乱。

（二）过度娱乐化

以事实为依据，考量社会效益，是健康传播的基本要求。健康传播涉及多个议题，同一个议题可以从不同的视角探讨与之相关的深层次的问题。媒体在健康传播中，有时会将严肃的健康议题娱乐化，过分夸大故事情节，营造戏剧效果，进行过度渲染或炒作，引发一定程度的社会恐慌，偏离了为公众提供最客观的健康指导的初衷，给社会生活带来不良影响。

（三）虚假广告屡禁不止

媒体上的各类医疗广告铺天盖地，在这些广告中，充斥着很多虚假广告。有

---

① 本节编者：陈佳丽，南昌大学新闻与传播学院讲师、博士。

的借助明星效应忽悠公众,不仅误导公众花了冤枉钱,更重要的是延误了治疗,导致不可挽回的严重后果。

(四)晦涩难懂可读性低

健康传播的对象是社会公众,因此,媒体的健康传播应在真实准确的前提下尽可能通俗易懂,用读者易接受的、简洁而通俗的语言、有趣的方式来报道严肃的专业化的问题,吸引读者去思考。大众媒体的许多报道特别是在健康专刊中,文章的专业术语过多,数据罗列,可读性低,让社会公众难以理解和接受。

二、原因分析

(一)议程设置的主动性淡薄

健康传播所建立和维护的关系网,是通过知识分享、技能体验和观念协商构建的共同体。[1] 因此,可以将健康传播行为理解为以健康知识分享为目标的信息共同体和以改善公众实际健康技能为导向的利益共同体。大众媒体作为影响群体"知沟"变化的重要因素,其主动进行议程设置有助于健康素养提升、健康信仰形成、健康生活方式实践以及医疗服务利用;反之,则影响健康传播在多媒体语境下完成公众健康态度和行为的转变。

(二)传者去中心化的定位模糊

传者去中心化隐藏着强烈的"多中心"诉求,大众媒介面对诉求,自身定位模糊,导致健康传播话语主体不明晰。在社交媒体爆炸式增长的时代,大众媒体应

---

① 胡百精.健康传播观念创新与范式转换:兼论新媒体时代公共传播的困境与解决方案[J].国际新闻界,2012,34(6):6-10,29.

主动构建健康传播多元对话格局。首先,在报道技巧上体现信息、知识、情绪的接近感,与社会公众平等对话。其次,在多中心格局中创造社会共同健康理念,做对话的引领者而非控制者,留给公众加工信息、表达意见、转化知识的空间。

第三节　影视作品中的健康传播

健康传播(Health Communication)是人类社会围绕健康问题而开展的信息传播与交流活动。[①] 作为近年来在传播学领域兴起的研究范式,其"将健康教育或健康促进研究中一部分与传播学相关的研究内容"[②]提取出来并形成健康传播这一领域,并与电影、电视等多种文本形成了跨学科的研究逻辑。

同时,大量实证研究证明,[③]民众的健康信息(如艾滋病等)来源主要是大众传播媒体。换言之,当电影日益成为主流话语的建构文本时,其所形成的视觉影像就成为普通大众较易接触到的一种健康认知途径。

一方面,配合着电影蒙太奇的叙事,受众得以在这种"概念式图像"(Conceptual Image)中潜移默化地形成健康的概念、方式与逻辑,从而呈现出电影的社会教育功能。而另一方面,涉及人类的健康行为与要素又成为电影自身的一种文本话语,成为脱胎于社会实践的影像观照与映射,促使电影在人物、叙事以及意义等方面的表征呈现出合理化的逻辑。按照阿恩海姆(Arnheim)的"视觉是对有意义的整体结构样式的把握"[④]这一观点,电影早已成为人类健康行为的实践文

---

① 闫婧,李喜根. 健康传播研究的理论关照、模型构建与创新要素 [J]. 国际新闻界,2015(11):6-20.

② 张自力. 健康传播学:身与心的交融[M].北京:北京大学出版社,2009:15.

③ 转引自《中国电影中健康传播行为的文本分析》可详见 SINGER E F,ROGERS T F,CORORAN M. The polls-a report:AIDS[J].Public opinion quarterly,1987(51):580-594;FREIMUTH V S,HAMMOND S L,EDGAR T,et al. Reaching those at risk:a content-analytic study of AIDS PSAS[J].Communication research, 1900,17(6):775-791;WALLACK L. Mass media and health promotion:promise problem,and challenge[J]. Mass communication and public health,1990:41-50.

④ 阿恩海姆.艺术与视知觉 [M]. 腾守尧,朱疆源,译.成都:四川人民出版社,1998:6.

本了。这一实践可追溯到 1956 年上映的电影——《李时珍》。虽然当时尚未有"医疗电影"的概念,但这部强调维护人类健康的影片依旧可以被视为中华人民共和国成立以来中国电影中健康传播的发源。按照健康传播理论的界定,影片应具有"健康教育与健康促进"①并"为个体、组织和公共提供健康信息,包括疾病预防、健康促进、健康政策等"②的功能,且能兼顾"以传播学理论和方法为基础,研究健康信息的传播及规律"③的特色。

按照新社会史(New Social History)的研究方法,电影应"在与其他社会系统的互动中对某一社会领域的结构变迁做出总体性阐释"④。20 世纪 80 年代前,国人整体健康意识较弱,涉及该题材的电影较少,但也有精品,电影《李时珍》不仅在国内超过 20 个城市公映,还先后于 1957 年、1979 年和 1981 年在英国、西班牙、美国、法国等国际电影节上映;电影《春苗》虽有较强的意识形态色彩,但依旧被文化部评为 1976 年的优秀故事片之首。进入 20 世纪 80 年代后,涉及健康题材的电影密集呈现,反映了国人健康意识的增强,如电影《人到中年》(1982)获得金鸡奖和百花奖,电影《爱滋病患者》(1988)更首次聚焦艾滋病这一健康传播的核心领域,成为中国首部反映该类题材的电影。当这类题材再次出现时, 已是 20 多年后顾长卫拍摄的电影《最爱》。但此时,涉及健康传播的影片已逐步多元,或聚焦于特殊疾病,或聚焦于医务人员,或聚焦于特定地区、民族的健康传播等。

---

① SULS J,MULLEN B. Life events,perceived control and illness:the role of uncertainty[J].Journal of human stress,1981(7):30-34.

② 陈虹,梁俊民.风险社会背景下中国大陆健康传播研究的历史、现状与发展趋势 [C]. 第八届中国健康传播大学优秀论文集,2013:88-105.

③ 韩纲.传播学者的缺席:中国大陆健康传播研究十二年:一种历史视角 [J]. 新闻与传播研究,2004(1):64-70.

④ KOCKA J. Industrial culture and bourgeois society:business, labor, and bureaucracy in modern Germany[M].New York:Berhahn Book,1999.

一、个体维度：典型符号的影像彰显

拉克夫(Lakoff)也曾表明意象图式是人的基本认知模式之一,故而电影中所建构的形象将直接被赋予受众健康的认知逻辑,这种认知也是健康传播中最重要的研究议题之一——"医者—患者"的形象关系研究。对于电影而言,其核心塑造的是医者的典型化符号,其往往以个体的身份呈现出某种行为准则,建构出在精神或行为上的健康典型。如电影《李时珍》通过主角多次逆境中重生,如通过"重修本草"的"札记"被毁、书籍出版困难、助手丧命等情节来表现李时珍坚强的意志,塑造出"一代药王"的影像表征。电影《神医扁鹊》《医痴叶天士》等也都以此逻辑展开,个体的符号特征明显。同时,这些人物形象无一不符合特定的历史情境,成为某种社会性力量的折射。中国首部反映艾滋病题材的电影《爱滋病患者》中,折射了对当时性观念日益开放的批判,同时又暗含了某种健康意指:影片中警方像追踪重大案件一般成立调查小组,对感染者如同罪犯一般,暗喻社会视艾滋病为极其恐怖的病症,而最后女主角宁可自焚也不愿接受治疗,亦彰显了当时人们视艾滋病为可耻的性疾病的健康隐喻。影片无疑暴露了当时普通人对艾滋病的健康认知误区:恐惧与可耻。整部影片弥漫出绝望、恐惧的氛围,传递出艾滋病是不洁的、咎由自取的和有违社会伦理的一种价值取向,这点在之后的电影《青春的忏悔》和《最爱》中都有表现。

拉克夫和约翰逊(Johnson)研究后认为,我们日常生活中大部分的概念性系统,其本质都是以隐喻的方式来建构的。[①] 影片对人物的建构暗含特定的健康隐喻,如医生形象隐喻着救死扶伤,也隐喻着自强不息、坚韧不拔等精神(如电影《姑娘的心愿》《春苗》等),患者形象则隐喻着死亡与不洁(如电影《爱滋病患者》),也隐喻着无助、悲凉与弱势(如电影《春苗》中阿芳嫂的女儿等)。实际上,通过电影

---

① LAKOFF G,JOHNSON M. Metaphors we live by[M].Chicago:The University of Chicago Press,1982:6.

的传播,这种隐喻性兼具启蒙化的方式曾在早期建构起了社会群体对"医者—患者"之间的朴素认知,勾连起了具有个体关联性的语义,并在叙事脉络中分离出了特定的符号能指。于是,"病人腰疼,医生头疼""医者父母心"等台词随着丰满的人物符号传递出普适性的健康认知。

二、人际维度:健康伦理的关系记录

从电影理论来说,这种"弗拉哈迪式"的创作正努力揭示着"些许现实",如电影《春苗》中阿芳嫂将女儿送到公社的卫生院(患者—医疗体系)后,医生的百般推诿以及春苗在建设公社卫生室(医生—社会关系)时,所受到的阻力和来自各方的帮助,无疑折射出当时中国农村看病困难、缺医少药、看病负担重等医疗现状。可以说,电影中的健康传播证实了其是一种"启蒙性力量的来源",也表明了电影通过多元的健康关系呈现出理想主义与专业主义的互动。健康关系所呈现的健康伦理也在一定程度上促进了电影表征的合理化呈现,如电影《人到中年》为了凸显主角(医务工作者)的奉献精神和生活际遇,同时也为了增加电影的戏剧效果,其设定了"部长夫人秦波对既不是主任级大夫,又不是主治医生,更不是党员的陆文婷(主人公)很不放心,但她却不知道正是陆文婷不畏威胁,为焦部长的另一只眼睛做的白内障摘除手术"这一情节,让"白内障手术"成为推动情节发展的核心动力。这个情节为呈现影片的健康伦理增加了矛盾冲突,同时也更加彰显主人公作为医务工作者忍辱负重、全心全意为患者服务的职业精神。实际上,电影只不过是把大众文化语境中的健康思维予以了独特的文本展示,并使其具有了影像表征。但恰恰就是这种"存在的自然和社会力量之间原初联系的直接性洞察"[①],使电影的叙事秩序和体系结构得以合理呈现。换言之,电影促进了健康常识、思维、知识等的传播。健康伦理等在影像文本中

---

① 周月亮,韩骏伟.电影现象学 [M].北京:北京广播学院出版社,2003:62.

的解构与移植,促使电影在展示"诠释着的他者化"上展现出更为多元的内涵与延展。

三、组织维度:健康场域的奇观解读

从传播学的角度而言,组织维度的健康传播包括企业、社区、医院、学校等固定场域健康信息的传播。作为社会结构的中间层级,组织对于个体健康信念的维持、改变以及对其健康行为的促进都有着重要的作用。罗德尼·本森(Rodney Benson)曾在《比较语境中的场域理论:媒介研究的新范式》(*Field Theory in Comparative Context:A New Paradigm of Media Studies*)一文中确立了场域理论的研究范式,并以《媒体治疗:血液污染丑闻》为例分析了传媒场域对医学场域的影响。本森认为场域范式是追求历史感的特殊位置,并兼具政治性以及对公共利益的积极介入,具有强烈的人文主义关怀。对于电影文本而言,其建构的健康场域以及他律与自主间的冲突,成为电影场域的某种奇观,增加了影像的阐释力。于是我们看到,电影《李时珍》中用 15 个镜头的组接完成了"逆水行舟"的某种意向性想象:当李时珍决定弃文从医,面对父权进行反抗之时;当父亲去世,修订《本草纲目》遭遇苦难之时;当李时珍已经垂垂老矣为寻觅出版而遭遇困难之时,镜头用交互蒙太奇呈现出江上烟波浩渺的画面,当时纤夫们拉着沉重的船逆流而上,剪影效果呈现出江边群山巍峨、江水滔滔的景象,以此来象征学医之路的艰难。三次类似画面的重复出现,展现出《本草纲目》成书在特定历史时期的艰难,更加彰显李时珍在医学历史中的特殊位置,传递出"志坚者,为真理行虽死犹生"的健康主题。而在电影《最爱》之中,一方面是在封闭的小乡村,人们因艾滋病而彼此分离;另一方面是在学校,大家因为艾滋病而重新聚拢。两个场域的双重转化,将艾滋病的特殊历史结构化,呈现出了具有政治特性的公共利益的介入。这种在场域他律(艾滋病的健康排他性)与自主场域(艾滋病的疾病特性)间的冲突,无疑极大地增加

了影片的结构冲突,并呈现出了本森与内维尔(Neveu)在场域范式应用中所呈现的三重维度,即"经济—文化"资本(贫穷与闭塞的村庄)、"新"与"旧"(患病与非患病者的冲突)、"生产—接受"(发生艾滋病的村庄与接受艾滋病患者的学校)。这种对当时社会结构与文化形式的复杂关联,无疑增加了影片所设定场域的奇观化,增加了影片的可看性。

总体而言,70年来中国医疗题材电影无论和电视剧、纪录片相比,还是和整个中国电影的发展相比,都有所欠缺,总量不足,表现领域单一,对于医疗的整体、所在医院医生的生活,以及关于患者生活的表现都严重不足。这里原因如前所述,一是早期的中国医疗系统还不发达,中国医务工作者的社会地位不高,医疗诊治水平还没有得到很好体现,医患之间的关系相对比较淡漠。二是观察的角度和深入的认识还严重不足,医疗题材在很多时候成为对好人好事的一种歌咏,而对于人生最重要的阶段——生老病死的影响,都没有得到很好的折射。但其中,也有一些比较典型的作品,应该会成为以后医疗题材电影发展可借鉴的对象。同时,对国外的医疗题材电影、重大历史时期的医疗题材创作,以及医疗纪录片、医疗电视剧来说,都有助于中国的医疗题材电影的创作。

四、结语:影片不能替代"医嘱"

不可否认,电影作为现代人最熟悉的媒介之一,在故事讲述、情节设置中,通常充当宣传教育、生活传播的工具。当观众在电影中发现与生活相似的片段或情节时,会不顾实际或不经思考,盲目地采取相同预防或治疗手段,轻视医嘱或是不遵医嘱,从而导致病情延误或加重的情况发生。此外,艺术来源于现实,但不等同于现实。健康类电影作品往往根据现实素材进行艺术化的创造加工,导演为了满足叙事的需要,将疾病、意外或伤残作为戏剧元素添加于其中,至于疾病的预防、传播、诊疗等专业知识的完善,自然无暇顾及。因此,观众不能依靠影片中的健康知识而代替医生为病人"量身定做"医嘱和药方,理性观赏、细心甄别才是作为观赏主体应有的姿态。

第四节 医患报道的网络呈现与舆情偏差[①]

目前,我国正处于社会转型时期,医疗卫生事业逐步改革,医患纠纷也不时出现,媒体的相关报道越来越多,人们的目光不再只关注医患双方,而是悄然注意起闯入这旋涡中的第三方——媒体。如今,网络媒体在医患纠纷报道中如何呈现议题?是否存在舆情偏差?网络媒体在医闹事件中扮演了何种角色?基于此,本节从医患纠纷的网络报道现状入手进行探讨,以促使新闻媒体正确认知自身角色,实现受众的角色期待,为我国医疗卫生事业的改革承担起应有的责任。

一、医患报道的文本呈现现状

本节以文献计量学作为研究手段,以新浪、搜狐、网易等门户网站为研究对象,选取近年来关于医患报道的 110 起典型个案,对其新闻标题、文本叙事方式、文体类型、新闻来源等方面进行梳理、分类和总结,发现网络媒体逐渐构建出"医强患弱"的报道框架,从而影响人们对医患关系的正确认知,影响医方良好形象的构建。

(一) 新闻标题:倾向于呈现医方负面形象,并趋于"标题党"

通过整理和分析 110 起医患事件相关报道,笔者剔除相同标题的报道,最终筛

---

① 本节作者:余玉,南昌大学新闻与传播学院副教授、博士、硕士生导师;王雨瑶,中国人民解放军医学院 2020 级眼科学硕士研究生。南昌大学人文学院 2015 级于沛玲同学对本节也有贡献。

选出 350 则新闻标题。通过研判和比较发现,在这些标题中,对医院和医生正面报道的标题约 27 则,只占总数的 7.71%;对医院和医生负面报道的标题高达 153 则,占总数的 43.72%;报道医生是被伤害一方的标题有 100 则,约占总数的 28.57%;态度相对中立的新闻标题是 70 则,约占总数的 20%。

新闻标题是对新闻事件的浓缩和描述,同时也承担着吸引受众阅读的功能。为了使新闻具有"卖点",许多媒体追求标题的"新鲜"和"刺激",撰写具有爆点的标题来吸引读者眼球,这也导致了"标题党"的出现。根据笔者分析,医患关系报道不乏这类标题,如《哈尔滨一老人 2 个月花 550 万天价医药费治病 却被治死了》《湖南一产妇死在手术台 主治医生护士全体失踪》《福建泉州:10 天大的婴儿疑被医院保温箱烤死》《医院要动十几万元的手术 最终 8 毛钱治愈》等,标题中的"治死""全体失踪"等极端字眼,使得这些煽情性标题给受众带来强大的视觉冲击。不难看出,这些标题从整体上将医方的负面形象呈现出来,引导大众站在患者一方,置医方于不利地位。

毋庸置疑,医患关系是社会热点,而媒体在新闻报道中利用"标题党"的手法呈现医生负面形象,直接传递给受众医患事件错在医方的观点,使得医方在一开始就处于不利地位,[①]这在很大程度上影响了受众对医生形象的正确认知。

(二) 文体类型:以短新闻为主,易引发"刻板印象"

从新闻文本类型来看,针对摄取的 350 篇新闻报道进行分类统计,可得到如下数据:短篇消息报道 183 篇,占比 52%;中篇事件通讯 94 篇,占比 27%;长篇的深度报道 73 篇,占比 21%。

显然,网络媒体对医患矛盾以消息体裁进行报道占了半成以上,而长篇的事件通讯和深度报道比例较小。消息文体具有快捷的传播优势,能较快引发舆论,任何事件的报道,第一时间传递的信息所生成的舆论场总能够掌握足够的发言

---

① 孙帅.医患关系议题的媒体呈现及其对受众的认知影响[D].重庆:西南政法大学,2013.

权,医患矛盾的短消息一经报道,且呈现在我们面前的关键词如"医生不负责任""医院将患者治死""医院设备失灵,致病患死""误诊"等字眼,容易使受众对医院产生"刻板印象",使后续的长篇报道显得被动,难以挽回先前的舆论局面,这印证了李普曼所提出的"刻板印象",即按照性别、种族、年龄或职业等进行社会分类,形成的关于某类人的固定印象,普遍认为它与某些特征和行为相联系。"刻板印象"一旦形成,就会在无意中构建一个"拟态环境"。现代社会变得越来越复杂化,对超出自己经验以外的事物,人们只能通过各种新闻机构去了解。现代人的行为在很大程度上已经不是对真实的客观环境的反应,而成了对大众传播提示的"拟态环境"的反应,因为"拟态环境"并不是现实环境的客观再现。[①] 尽管后续的新闻报道可以不断逼近事实的真相,但先入为主的"刻板印象"和形成的"拟态环境"会影响人的态度和行为,制约受众对真相的认同。

(三)新闻叙事:注重细节描写,疏于探寻矛盾深层原因

前文已述,在所抽取的医患报道样本中,半数以上是以短消息文体来报道的,短消息易于引发舆论关注,但无法达到探寻医患矛盾真相的目的,更何况大量医患报道专注于细节描写,以追求刺激的表面信息掩盖医患矛盾的深层原因。

通过分析 110 起医患事件相关报道笔者发现,约 80% 的新闻报道集中于叙述医患矛盾情节,将报道的大量篇幅聚焦在医患矛盾开始时的一些言语冲突和肢体碰撞等方面,即新闻叙事停留在最初状态下的事件形态上。如在"10·25 浙江温岭杀医案"的新闻文本中,集中描述了凶手是如何进入医院,如何接近医生并杀害医生的。[②] 网络传媒详尽报道这些细节,而对于凶手杀医的真正原因要么轻描淡写,要么疏于报道。再如"陕西医生下跪"事件,网络媒体将当时院长带领全院医生下跪,以及对患者家属的抱怨进行大篇幅报道,这种"头重脚轻"式的报道方式,

---

① 李普曼.舆论学[M].林珊,译.北京:华夏出版社,1989:2.
② 孔令敏,俞欣,林海英.温岭一院遭遇"黑色星期五"[EB/OL].(2013-10-18)[2021-08-02].http://news.sohu.com/20131028/n389089822.shtml.

使一些表层信息掩盖了医患矛盾的深层原因和医疗制度层面的问题。

(四)新闻信源:信息来源可信度低,且不等比例采集报道

新闻来源的权威与否影响新闻信息的真实性和可信度。通过对 350 篇医患报道的甄别和梳理笔者发现,医患报道信息来源于网络的占总数的 47.37%,即通过微博、微信朋友圈、博客转发等渠道获得新闻线索;26.38%的信源来自当地新闻媒体;15.24%的信源来自专业的医药网站;其余的 11.01%的报道消息来源不明,可见医患矛盾报道的消息来源较为分散,权威性不高,可信度不足。

当医闹事件发生时,媒体在第一时间内报道新闻,对事件进程进行追踪报道,然而,网络媒体对医患报道的信源采集存在偏颇,不仅表现在信源采集不平衡,而且医患双方的观点呈现也不对等,严重影响了报道的总体真实和客观公正。在医患报道跟进的过程中,医患双方呈现观点的比例也有偏差,其中患者单方面发表观点的占比44.57%,剩下的 55.43%为患者和医方双方都有观点呈现,而在双方都发表立场的事件中,患者最先向媒体说明情况的事件占 78.96%,医生的观点无形中受到冷落。而且,媒体在进行事件报道时,报道医院和医生负面消息的比重高达 48.78%,医患报道总体上呈现医院的负面形象,并且偏向于听取患者和死者家属的声音,医院也因未能及时发声而被误解,处于社会舆论的不利地位。

总体而言,目前网络媒体对于医患矛盾的呈现倾向于追求事件报道的新鲜性,而忽视了事件的科学性和准确性,并且网络媒体倾向于呈现医院的负面形象,从而无法将矛盾的深层原因揭示出来。受众在"医强患弱"的框架下阅读这类医患报道,势必会逐渐失去对医院的信任,这助推后续医患事件的发生,造成不良社会影响。

二、医患报道中的舆情偏差原因探析

从网络媒体对医患关系报道的现状来看,由于网络媒体中的医患报道倾向于

呈现医院、医生的负面形象,所以新闻报道文本和事件真相之间时常存在出入,导致出现受众对事件真相的错位认知,以及舆情偏差。从社会、媒体、传者和受众等方面综合考量这些因素,我们发现造成网络舆情偏差的原因有主观和客观两个方面。

(一)追求注意力经济而忽视社会效益

现代媒体是政治属性、经济属性和公共属性的统一,作为社会公器,媒体首先应该追求社会效益的实现。然而,在当前社会主义市场经济条件下,媒体更多地关注经济效益。随着网络媒体、社交媒体的迅速发展,媒体间的竞争加剧,尤其是自媒体数量成几何级数增长,给媒体带来更大的竞争压力。同时,新媒体呈现赢者通吃的态势,传统媒体的生存空间受到挤压。处于这种境况下,媒体赢利的冲动越来越强,在经济效益与社会效益孰轻孰重的衡量中逐渐倾向于前者。为了吸引读者注意力,一些媒体尤其是网络媒体常以"标题党"吸引受众眼球,即以夸张的煽情性新闻标题来吸引受众,这类标题在网络媒体的医患报道中屡见不鲜,目的是获得较高的新闻点击率和阅读量,以获得较好的经济效益。

注意力经济驱使网络媒体蓄意曲解"受众本位"思想,凭借对患者的同情博得受众共鸣,从而获得经济利益。有的记者以不实消息报道医患矛盾,激发受众不满情绪,甚至一些媒体制造虚假报道,误导受众,不但遮蔽真相,而且影响恶劣。在市场因素的驱使下,一些记者采访作风漂浮,有的甚至摒弃了自己的道德底线,向金钱低头,最大限度地实现经济效益,却没有很好地发挥舆论监督的职责。

如今,新闻记者的社会标签是高风险、高强度、低工资。要想得到较高的收入就得获取较好的声誉,很多记者为了提高自己的知名度,在对新闻事件报道时一方面撰写夸张的标题来吸引受众眼球,另一方面对事件的关键事实轻描淡写,对触及社会伦理神经的内容添油加醋,忽视了对事件真实性的还原和对根本原因的分析。

(二)医患报道专业化缺失助推医院"妖魔化"形象的建构

我国新闻媒体机构对于医患矛盾报道专业化程度的缺失,让社会上大面积的受众接收到不完整的信息,这就很容易出现一些误会,而这类误会成为医患矛盾激发的"导火线"。[①] 由于全媒体时代的开启,没有受过严格专业训练的非新闻专业人员也加入记者行列,其中许多人并不十分了解新闻媒体的各种基本操作规程,甚至缺乏一些最基本的常识性知识储备。

首先,网络媒体的"把关"意识不强,医患关系失真报道再次扩散。从350篇医患事件新闻报道来源来看,近半成医患报道是从其他新闻网站直接转载而来的,一些小型网站还时常出现重复报道及事件发生时间和报道时间错位现象,这表明网络媒体在"信息膨胀"时代对直接转载的信息源不辨真假,媒体缺乏专业的"把关"意识,没能对医患报道进行精心选择和过滤,只是对医患报道机械性地搬运,使失真信息再度扩散。有些记者还带着医院"妖魔化"形象引导舆论,若没有掌握好"度",极易遮盖新闻真相,从而导致对医院和医生的"二次伤害"。

其次,网络媒体驾驭长篇深度报道的能力不强,新闻报道的专业性缺失。从医患矛盾报道文体比例来看,短消息占52%,而长篇深度报道仅占21%。新闻调查得越深入,就越能展示出一个记者的专业水平,然而从现实情况来看,我国对于医患矛盾的相关报道,缺乏专业报道,多以短消息进行表层信息传递,缺乏对医患矛盾原因的分析和对报道内容的深度解读,医院的"妖魔化"形象在不断的浅层信息传递中被建构,导致人们对医生和医院的信任度大打折扣。

最后,部分记者缺乏医学相关专业知识,报道有偏差,使院方处于不利位置。当今,记者行业的专业细分趋势出现,通用型记者难以适应专业分工的时代。目前,我国的政治、经济、军事、娱乐等专业记者队伍壮大,而且水准较高,但具有医学专业背景的记者相形见绌,造成对医患报道的肤浅化,难以从医学专业领域和

---

① 朝鲁巴特尔,任杰.论新闻报道的专业化思考与去专业化表达[J].传媒,2015(3):76-78.

视角进行详尽报道。

医疗行业以其专业性、严谨性和权威性著称，如果不具备一些专业知识，很容易导致写出的报道带有主观性。由此可见，媒体对医患事件中的病情进行报道时，因为专业知识的缺乏，导致相关报道出现技术上的错误。如在《郑州：10 岁女孩做阑尾手术 子宫误遭切除》的报道中，媒体称医院误切女孩子宫，但后来经过专家的鉴定，结果是子宫存在；在《湖南湘潭妇幼保健院产妇死于手术台》报道中，"羊水栓塞"这一专业名词成为事件转折的关键词；在《泉州儿童医院现医疗事故 出生 12 天婴儿疑被烫死》的报道中，媒体称婴儿死于医院的"高温"保温箱中，但后来由专家鉴定，患儿细菌感染的 C 反应蛋白和降钙素原检测均高于正常水平，初步认定新生儿因感染致死。这种非专业角度的报道和分析，误导了社会的舆论倾向，使医院和医生处于不利位置，"妖魔化"的医院形象在潜移默化中被建构。

(三) 受众反馈偏颇遮蔽事件真相并影响客观报道

网络媒体的医患报道总体上呈现出医患双方不对等的情况。一般而言，当一起医患矛盾发生后，患者总会先于院方发声，而且患者更倾向于蓄意夸大自己的诊疗委屈，受众视患者为弱势群体自然偏向患者一方，院方则显得被动。

再从患者对医院的投诉情况分析，根据 2015 年一份关于北京某三级甲等医院 2009—2013 年医疗投诉报告，[①] 投诉人对"门诊"（1,861 件，72.2%）、"医生"（1,501 件，58.2%）及"服务态度"（690 件，26.8%）的投诉最多，单就"服务态度"的投诉来看，有 92.21% 的投诉都是在门诊、急诊这样需要与医生面对面交流的环节中发生的。而投诉人投诉环节也不同，其中门诊投诉人对"服务态度"的投诉数量最多（580 件，31.2%），不少患者宁愿远渡重洋去"花钱买服务"，也不愿在中国的医院里"花钱看脸色"。在受众心里，医务人员傲慢冷漠的态度成为一种共识。大

---

① 王将军,钟林涛,曾庆,等. 北京某三级甲等医院 2009—2013 年医疗投诉数据分析[J].中国医院管理,2015(1):51-53.

量病人表示,就诊时间极短、医生程式化的回答、千篇一律的检查给了患者很大的心理负担。同时,2013年北京市八家医院的问卷调查也显示,46.4%的被调查者认为医患关系不和谐,彼此缺乏信任。信任是减少交易成本的一种社会机制,当"送红包"成为重建信任、弥补市场不足的社会分配机制时,高度信任的医患关系就扭曲成了相互猜忌的利益对立关系。民间流传"要想富,做手术,做完手术告大夫"就是医患之间不信任的真实写照,指出医院和医生利用病人的生命来赚钱,患者也借身体来索取高额赔偿。在此过程中,生命的价值本身被量化成了金钱的数字,在市场中被讨价还价。医患双方的心理冲突与受众产生共鸣,受众对医患关系产生偏颇认知。记者作为受众"全集"中的"子集",医患关系的错误认知和受众的偏颇反馈都会影响记者的报道,媒体传播加剧了医患之间的不和谐。

受众是由具有共同经验的个人组成,受到人际传播和社会现实以及自身体会的影响。受众在接收医患报道信息时,由于情感需求,会产生"选择性注意""选择性理解""选择性记忆"的心理行为,而大部分受众在面对此类新闻时产生"趋同性"选择,导致此类事件中网民非理性投票和偏颇反馈,不但遮蔽了事件的真相,而且影响了记者对医患报道的公正态度。"医强患弱"的框架预设引发新闻记者的共鸣,使得新闻记者的看法决定了做法,产生主观报道,导致报道的倾向性明显偏向患者,这种影响报道客观公正的"噪声"不仅会干扰媒体对信息的筛选,还会干扰信息传递的量和流向,会影响记者对医患报道的公正性,最终影响真相的揭示。

此外,记者的职业道德素养也是提高医患关系报道质量的重要方面,记者以公正客观和公平正义的视角从事报道,报道时剔除私心杂念,恪守职业素养,以更高的姿态进行医患报道,促使医患双方在良性互动中建构和谐关系。

三、医患报道的舆情偏差矫正路径

媒体在进行医患报道时,由于多重因素促使报道倾向偏于患者而非医方,造成网络舆情偏差,而且媒体在医患纠纷的缓和中所起到的积极作用不够,甚至传播效果相反。然而,媒体作为社会公器,理应在促进医患关系和谐构建方面起到推动作用,可从采访过程、价值判断、框架预设、二次把关、平衡报道、社会责任以及记者培养方式等方面矫正舆情偏差。

(一)提高新闻从业者的职业素养,避免"唯利论"

医患报道很容易触及受众的敏感神经,所以记者应秉持客观、公正的报道理念,同时注意传播时机和社会效果,正如习近平总书记于2013年8月召开的全国宣传思想工作会议上所提出的:"我们正在进行具有许多新的历史特点的伟大斗争,面临的挑战和困难前所未有,必须坚持巩固壮大主流思想舆论,弘扬主旋律,传播正能量,激发全社会团结奋进的强大力量。关键是要提高质量和水平,把握好时、度、效,增强吸引力和感染力,让群众爱听爱看、产生共鸣,充分发挥正面宣传鼓舞人、激励人的作用。"所以,医患报道能检验新闻传播者的政治素养和职业素养。为此,必须加强对新闻从业者的政治素质和职业素养教育,使其树立正确的道德观和价值观,明确职业道德与底线,使新闻从业者时刻铭记尊重事实是媒体履行社会责任的前提,并将记者素养教育贯穿于整个职业生涯。记者尤其应将社会效益摆在经济效益之前,从大局出发较好地履行新闻从业者的"瞭望者"角色,辩证考量医患报道与传播效果的关系,为构建社会和谐尽媒体之责。

(二)强调新闻专业理念,规避"刻板印象"

受众具有选择性记忆的心理机制,他们往往只记忆对自己有利、符合自己兴趣或与自己意见一致的内容,因此,医生"冷漠""淡然"的"刻板印象"会令患者印象更为深刻。为此,新闻从业者要严格遵守新闻报道专业化执行标准,以专业理念提升新闻报道质量,杜绝新闻失实、虚假报道等现象。尤其在报道医闹事件时,要摆脱框架预设,紧紧围绕事实采访,务必做到客观真实,多方采撷,做好平衡报道,对问题客观呈现,并深入调查,探寻原因,同时应换位思考,防止因个人情感出现报道失实。另外,媒体应加强审稿环节,审稿编辑应严格遵守专业标准,真正起到"把关"作用,防止因审稿不严,报道发出后在社会引发负面影响。媒体还应通过医患报道努力矫正受众对医院的不当认知,促进医患关系的和谐发展。

(三)媒体建立与医院的沟通桥梁,保证信源的真实性

医院是新闻事件的多发地,可派专人进驻医院,保持信源通道畅通。媒体与医院之间建立顺畅的沟通桥梁,不仅有利于媒体收集素材,更重要的是可改变媒体从业者对医生群体的刻板印象,使他们深入了解医疗行业。如此一来,他们在进行医患报道时会更客观,也可写出不同角度且更加优秀的报道,良好的传播效果有益于医患和谐关系的建构。

(四)重视复合型人才培养,提升记者的专业性

由于医疗报道专业性极强,对负责医疗卫生口的记者要求更高。负责报道医疗事件尤其是医闹事件的记者需要加强对医学知识的了解,增加医学方面的知识储量,在报道新闻时应尽量使用专业视角和大众化解读结合的方式进行报道,防止记者因医学知识匮乏而出现报道失实,加剧医患矛盾。为此,高校应努力创新记者培养方式,如设置混合培养的方式,可在新闻院校适度开设医学基础课程,或鼓励新闻传播学专业学生选修医学课程,或医学专业学生辅修新闻传播专业;还可以尝试培养专业的医疗卫生记者,即先在医学院攻读医学1—2年,然后转入新闻传播学专业学习;或者在研究生招生时,增加跨专业学生招录比例,这样能大大降低因专业性不够而引发的报道失实。

(五)建立健全的法律制度

从我国媒体运行的法律法规环境来看,我国对传媒业的规制偏重政策而非法

律法规。针对网络媒体国家相继出台了许多管理办法，如《中共中央关于全面深化改革若干重大问题的决定》《关于开展新闻采编人员岗位培训的通知》《关于加强新闻采编人员网络活动管理通知》《国务院关于促进信息消费扩大内需的若干意见》《信息化发展规划》等文件，这些都是一些行政政策层面的规定，因没有相关法律法规，以致执行政策的稳定性不足，操作的灵活性也很大，执行力度和效果受到影响。当前，对于记者失实报道的惩罚制度以及针对网络媒体采写和传播制度，应从政策层面提升到法律层面，以相应的网络传播法来规避网络传播的不良行为，从而从根本上限制此类不实报道，通过优化舆论环境来进一步改善医患关系。

我国当下正处于社会转型的关键期，医患矛盾是当今社会较为普遍的问题，如何利用媒体报道医患关系成为我们必须关注的课题。当前，媒体在医患纠纷的缓和中所起到的作用是有限的。所以，要加强医患报道研究，警示媒体正确认知自身角色，合理摆正自身位置，努力客观呈现医患关系以化解矛盾纠纷，努力矫正舆情偏差，从而弱化我国医患关系的紧张态势，使媒体在构建和谐社会方面源源不断地传递正能量。

第五章

世界卫生组织的健康传播[*]

第一节　世界卫生组织简介

世界卫生组织(World Health Organization,WHO)是联合国系统内指导和协调卫生事务的权威机构。世界卫生组织与各国政府及其他伙伴一起,就具有战略意义的卫生议题展开高层对话——世界卫生组织提供一个平台,汇聚中外最强大脑,让国内外专家就重点卫生议题展开交流。世界卫生组织推动核心领域的政策、监管和立法改变。作为全球卫生治理机构,世界卫生组织的首要事务是防控疾病的流行和减少死亡的发生。

1981年,世界卫生组织在北京设立驻华代表处,致力于与中国政府紧密合作,共同改善中国人民的健康和福祉。世界卫生组织与中国政府及其他国内外伙伴合作,共同致力于改善中国人民的健康,同时向世界展示中国卫生工作的经验和知识。世界卫生组织在华工作内容广泛,从控烟、慢性病到医改,再从结核病、肝炎、艾滋病、免疫接种、食品安全、食品药品监管改革到促进中国多个城市开展改

* 本章内容根据《世界卫生组织的科学传播实践探究》(章梅芳、洪传安)、《全球卫生治理重塑中的世界卫生组织》(蔡洁、俞顺洪)等文献整理而成。

善健康的运动。

一、成立背景

19世纪初期,为了控制霍乱、天花、黄热病的传播,欧洲国家多次召开国际卫生会议,商讨防范疾病传播的措施,由此成立了三大国际卫生组织:泛美卫生组织、国际公共卫生办事处和国际联盟卫生组织。这三大组织共同负责监测传染病的隔离与检疫,但由于各个国家对传染病监测、隔离和检疫的制度不一致,给国家间的人员和货物流动带来诸多麻烦。第一次世界大战之后,世界经历了传染病疫情带来的痛苦,恶劣的卫生条件导致霍乱、伤寒等传染病流行,威胁着人们的生命安全,人们意识到有必要建立一个更加庞大、更有组织力和协调能力的卫生组织。第二次世界大战之后,各国进一步认识到健康和卫生的重要性,全球开始将公共卫生确定为实现和平与繁荣的基础,世界各国对成立一个统一的国际卫生组织的呼声越来越高。随着各项条件的成熟,世界卫生组织应运而生。

1945年,在各国领导人讨论建立联合国时,卫生事业也被确立为联合国需要关注与参与的重点领域。1948年,经过联合国的决议,在国际公约的基础上成立隶属机构世界卫生组织。世界卫生组织的成立促进了传染病防控的国际合作。世界卫生组织目前关注的重点是防控传染病,尤其是艾滋病毒、埃博拉病毒、疟疾以及结核病等。除此之外,减轻非传染性疾病的影响、生殖健康、发育、衰老、食品与健康安全、职业健康、药物滥用等也都是世界卫生组织的主要工作范畴。

二、世界卫生组织的流行病防控职责

世界卫生组织与联合国的其他机构组织、政府组织、非政府组织以及世界各地的研究中心密切合作,关注世界各地的公共卫生事务。其主要职责包括协调和指挥国际卫生事务,提供援助和技术指导,制定卫生管理议程、规范和标准,检测和评估卫生趋势,目的是推进各国卫生事业的发展,提高全球人民的健康水平。

防控流行病是世界卫生组织的首要事务。世界卫生组织更新《国际卫生条例》帮助各国之间相互分享信息和经验,改进医学教学标准,在国际范围内协调科学研究,提供相关的医学统计等。从甲型 H1N1 流感、埃博拉病毒、奥罗普切病毒病、登革热和登革出血热,到重症急性呼吸综合征(SARS) 、寨卡病毒、新型冠状病毒肺炎等各大传染病,世界卫生组织一直在积极通过各种渠道筹集资金和医疗资源治疗病患,追踪和隔断传染源。尤其针对大流行病(即在世界范围内传播,已经传播到两个或多个大陆,并持续在人与人之间传播的疾病),世界卫生组织在 1999 年制定了大流行阶段的全球框架,并于 2005 年进行了修订,以帮助各国做好大流行病的防备和应对规划。在 2005 年的修订中,世界卫生组织保留了六阶段的做法,将新的建议和办法纳入现有的国家防备和应对规划中。同时,世界卫生组织对大流行阶段的分类和描述进行了修订,使其更精确、更容易理解。其中第一到第三阶段与准备工作有关,包括能力提升和反应规划;第四到第六阶段需要各国为缓解大流行做出反应。

第二节　世界卫生组织健康传播实践

世界卫生组织是国际上最大的政府间卫生组织,致力于使全世界人民获得尽可能高水平的健康,"制定研究议程,促进开发、传播和应用具有价值的知识"是其六大职能之一。世界卫生组织的健康传播工作是指由其发起或组织的,以直接或间接的手段达到向社会各界宣传医疗卫生知识与信息的活动。具体而言,主要包括全球公共卫生宣传活动、各类刊物的出版、会议论坛的召开以及相关的新闻报道等。

依据传播内容的不同,世界卫生组织的健康传播实践大致可概括为以下五大类:第一类是综合性的健康传播工作,选取当年世界范围内备受关注的医疗卫生问题及相关知识进行集中报道;第二类是关于公共卫生的健康传播工作,探讨医疗卫生与社会、环境的关系等议题;第三类是关于生命健康的健康传播工作,聚焦个人身体健康、健康标准以及人口老龄化等问题;第四类是关于疫苗和药物的健康传播工作,旨在介绍抗生素耐药性、接种疫苗的知识;第五类是关于各类疾病的健康传播工作,以宣传结核病、艾滋病、疟疾和肝炎四大顽疾的预防与治疗为主。

一、全球公共卫生宣传活动

全球公共卫生宣传活动分为七个世界日和两个世界周,其社会影响巨大,有助于提升公众对于卫生问题的理解(见表5-1)。

表5-1　九大世界性主题日/周宣传活动

节日	时间
世界卫生日(World Health Day)	4月7日
世界无烟日(World No Tobacco Day)	5月31日
世界献血者日(World Blood Donor Day)	6月14日
世界免疫周(World immunization week)	4月的最后一周
世界提高抗生素认识周(World Antibiotic Awareness Week)	11月的第三周
世界防治结核病日(World Tuberculosis Day)	3月24日
世界防治疟疾日(World Malaria Day)	4月25日
世界肝炎日(World Hepatitis Awareness Day)	7月28日
世界艾滋病日(World Aids Day)	12月1日

这九大世界性主题日/周活动所宣传的公共卫生知识均与全球范围内的公众健康问题密切相关,涉及了人们最为关心的一些医疗话题。自设立以来,每年度的宣传主题各不相同,各成员国将配合主题,开展形式多样的科普活动。下面我们以"世界卫生日""世界无烟日""世界免疫周"为例,展开具体分析。

(一)世界卫生日

为纪念《世界卫生组织宪章》(*Constitution of the World Health Organization*)的通过,在 1948 年的世界卫生大会上,决定将每年的 4 月 7 日作为"世界卫生日"。这是一项贯穿全年的全球活动,也是世界卫生组织九大主题日/周活动中综合性最强且涉及面最广的一个。

每年的"世界卫生日"都会以某个具有全球影响的卫生问题为焦点,设置不同的活动主题,汇集新的合作伙伴,为维护公众健康和福祉而开展的集体行动提供契机。由表 5-2 可知,这些问题均是当下困扰人类健康的重大事件,也是全球医疗卫生领域的重要议题。"世界卫生日"活动的目的不仅在于将热点问题公之于众,提高各国人民对卫生健康工作的关注,还在于针对问题本身的特点,指导公众去学习相关科学知识,从而更好地保持身体健康。

表 5-2　2007—2016 年"世界卫生日"主题

年份	主题
2007	国际卫生安全(International Health Security)
2008	应对气候变化,保护人类健康(ProtectingHealthfromClimateChange)
2009	拯救生命,加强医院应对紧急情况的能力(SaveLives.Make Hospitals safe in Emergencies)
2010	城市化与健康(UrbanizationandHealth)
2011	抗菌素耐药性:今天不采取行动,明天就无药可用(AntimicrobialResistance:NoActionTodayNoCureTomorrow)
2012	老龄化与健康(AgeingandHealth)
2013	控制高血压(ControlYourBloodPressure)
2014	小小叮咬危害大(SmallBite,BigThreat)
2015	食品安全(FoodSafety)
2016	保持良好状态,战胜糖尿病(Stay Super. Beat Diabetes)

(二)世界无烟日

目前,烟草使用是全球第二大死因,已在世界范围内造成十分之一的成人死亡。世界卫生组织于1987年创建了"世界无烟日",以便引起全球对烟草流行及其致命影响的重视,并倡导采取有效政策以减少烟草消费。而之所以选择在每年的5月31日作为"世界无烟日",则是因为第二天便是国际儿童节,寓意下一代将免受烟草的危害。

如表5-3所示,纵观历年的"世界无烟日"主题,可以发现这个活动经历了从宣扬"个人戒烟"到发起"公共拒烟"再到倡议"源头控烟"的转变过程。具体来说,1988—1990年,阐述了吸烟与个人健康之间的关系,并在此基础上呼吁人们戒烟;1991—2007年,开始思考吸烟与公众健康的关系,宣传的重心逐步转移到禁烟环境上来;自2008年以来,则侧重于吸烟与社会问题、公众健康之间的复杂关联,期望提高人们对公共卫生与社会关系的认知。

表5-3　1988—2016年"世界无烟日"主题

年份	主题
1988	要烟草还是要健康？选择健康(Tobaccoor Health:Choose Health)
1989	妇女与烟草:风险增加的女性烟民(Womenand Tobacco:the Female Smoker at Added Risk)
1990	青少年:无烟成长(Childhood and Youth without Tobacco:Growing Up without Tobacco)
1991	公共场所:无烟更美好(Public Places and Transport：Better Be Tobacco Free)
1992	无烟职场:更安全、更健康(Tobacco Free Workplaces：Safer and Healthier)
1993	健康服务:通往无烟世界的窗口(Health Services：Our Windows to a Tobacco Free World)
1994	传媒与香烟:把禁烟信息传达出去(Mediaand Tobacco:Getthe Message Across)
1995	吸烟的代价超出你想象(Tobacco Costs More than You Think)
1996	无烟的运动与艺术活动(Sportand Art without Tobacco:Play It Tobacco Free)
1997	联合起来创造一个无烟世界(Unitedfora Tobacco Free World)
1998	在无烟环境中成长(Growing up without Tobacco)
1999	把烟抛到脑后(Leave the Pack Behind)
2000	吸烟有害,勿受诱惑(Tobacco Kills,Don't be Duped)
2001	致命二手烟(Second-hand Smoke Kills)
2002	无烟的体育运动(Tobacco Free Sports)
2003	无烟电影,无烟时尚(Tobacco Free Film, Tobacco Free Fashion)
2004	香烟与贫困:恶性循环(Tobacco and Poverty, a Vicious Circle)

年份	主题
2005	健康工作者与控烟(Health Professionalsagainst Tobacco)
2006	任何形式的烟草都是致命的(Tobacco:Deadly in Any Formor Disguise)
2007	创建无烟环境(Smoke Free Inside)
2008	无烟青年(Tobacco-Free Youth)
2009	烟草健康警示(Tobacco Health Warnings)
2010	性别与烟草:关注针对女性的促销(Gender and Tobacco with an Emphasison Marketingto Women)
2011	《WHO 烟草控制框架公约》(*The WHO Framework Convention on Tobacco Control*)
2012	烟草工业的干扰(Tobacco Industry Interference)
2013	禁止烟草广告、促销和赞助(Ban Tobacco Advertising, Promotion and Sponsorship)
2014	提高烟草税(Raise Taxeson Tobacco)
2015	停止烟草制品非法贸易(StopIllicit Trade of Tobacco Products)
2016	准备好简单包装(Get Ready for Plain Packaging)

(三)"世界免疫周"

免疫是一种已得到证实的控制和消灭传染病的手段,每年可避免 200 万—300 万人死亡。接种疫苗是最经济有效的卫生投资之一,目标群体明确,并且不需要生活方式发生重大改变。

2012 年,世界卫生大会认可了《全球疫苗行动计划》(*Global Vaccine Action Plan*),决定将每年 4 月的最后一周作为"世界免疫周",旨在强调免疫接种对于挽救生命的重要性,改善全球疫苗接种的覆盖率,确保所有年龄的人群免患疾病。世界卫生组织鼓励在每年的"世界免疫周"期间,根据不同主题(见表 5-4)在国际、国家、地区和社区层面上开展各项相关活动,包括培训讲习班、圆桌讨论会等。

表 5-4 2013—2016 年"世界免疫周"主题

年份	主题
2013	保护你的世界:接种疫苗(Protect Your World:Get Vaccinated)
2014	了解情况,接种疫苗(Are You up-to-date)
2015	弥合免疫差距:人人接种疫苗(Close the Immunization Gap:Vaccination for All)
2016	弥合免疫差距:人人终生获得免疫服务(Close the Immunization Gap:Immunization for All Throughout Life)

二、发行医疗卫生出版物

出版有关医疗卫生的图书、报刊,向公众展示其发展战略以及最新成果,是世界卫生组织重要的科学传播途径。其中,《世界卫生报告》(*World Health Report*)于1995年开始发行,每份报告关注一个主题(见表5-5),对当前的全球卫生情况做出权威评估,向各国政府、捐助机构、国际组织提供所需信息,帮助他们做出政策和供资决定。同时,报告也面向更广泛的受众,从高等院校、教学医院到普通百姓,即对国际卫生问题感兴趣的任何人。

自1948年创刊以来,《世界卫生组织简报》(*Bulletin of the World Health Organization*)已成为最权威的公共卫生杂志之一,是专家学者发布研究成果、表达观点的平台,主要栏目有《社论》《新闻》《研究》《系统综述》《政策与实践》《实地的经验教训》等。这份以发展中国家为重点发行对象的月刊,具有无可比拟的全球视野,其影响因子高达5.4,为决策者以及研究人员提供了重要参考。

表5-5 《世界卫生报告》主题(1999—2008年)

年份	主题
1999	创造不同(Making the Difference)
2000	卫生系统:改进业绩(Health Systems:Improving Performance)
2001	心理健康:新认识、新希望(Mental Health:New Understanding,New Hope)
2002	减少风险,延长寿命(Reducing Risks to Health,Promoting Healthy Life)
2003	塑造未来(Shaping the Future)
2004	改变历史(Changing History)
2005	重视每一位母亲和孩子(Make Every Mother and Child Count)
2006	通力合作,增进健康(Working Together for Health)
2007	构建安全未来:21世纪全球公共卫生安全(A Safer Future:Global Public Health Security in the 21st Century)
2008	初级卫生保健:过去重要,现在更重要(Primary Health Care:Now More than Ever)

此外,世界卫生组织还每年组织编写《世界卫生统计》(*World Health Statistics*),汇总下属成员国的最新统计数据,全方位呈现各国的医疗卫生现状,主要涉及"死亡率和发病率""死亡原因""传染病""卫生服务""危险因素""人力资源、基础设施与基本药物""经费与支出""不公平现象""人口和社会经济统计"九大领域。

三、提供医疗卫生新闻与实况报道

及时提供医疗卫生新闻与实况报道是世界卫生组织向公众传递医疗卫生信息的重要手段。世界卫生组织每个月都会在其网站上刊载数篇新闻稿,报道当前世界医疗卫生领域的最新动态,并说明其工作重点,以此引起社会各界的关注。比如,《全球终止结核病流行问题的行动和投资远远不足》一文便从《2016 年全球结核病报告》切入,深刻剖析全球结核病的流行形势,重点关注三大问题——全球疾病和死亡负担加重、应对耐药性以及其他挑战、填补结核病重大资金缺口,呼吁各方提高对结核病的关注,加大资金投入。

四、举办医疗卫生会议

举办医疗卫生会议是世界卫生组织又一重要的医学传播手段。这些会议在一定程度上促进了行业交流,同时推进了各国政府的决策和执行,并使得人们有机会了解与自己切身利益相关的信息。

每年 5 月,世界卫生组织将在瑞士日内瓦举行一年一度的"世界卫生大会"(World Health Assembly),所有会员国都派出代表团参加大会,共同决定最新政策、任命总干事、监督财政政策,以及审查和规划预算方案。在世界卫生大会上将召开两大类会议:1.委员会会议讨论技术和卫生事项,以及财务和管理事项,并批准决议文本,然后提交全体会议。2.全体会议是世界卫生大会所有代表团参加的会议。大会将举行多次全体会议,以便听取报告并通过各委员会转呈的决议。此外,另行组织关于特定公共卫生主题的技术介绍会,介绍有关领域内新的事态发展,并提供论坛进行讨论,使代表们能够交换信息。

五、发挥亲善大使的作用

亲善大使每两年由世界卫生组织总干事进行任命,大多是艺术界、文学界、体育界或其他大众生活领域中的知名人士。亲善大使致力于为世界卫生组织的工作贡献力量,提高各国政府对重要卫生问题和解决办法的关注,帮助公众认识世界卫生组织的优先重点议题或特定卫生问题。如结核病和艾滋病防治亲善大使彭丽媛、可持续发展目标与健康问题亲善大使周柳建成等都是利用他们的社会影响力,在宣传和普及有关卫生、健康和疾病的知识与理念方面发挥重要作用。

第三节　世界卫生组织健康传播的模式与特点

一、注重常规科普与平台建设,知识和数据具有权威性

2005 年,世界卫生组织推出了一个包括阿拉伯文、中文、英文、法文、俄文和西班牙文在内的多语言网站,网站内容经过精心挑选、编辑、修改和调整,以满足不同读者的需要。目前,该网站不断壮大,已成为全球公共卫生领域的主要网站,为人们提供了高质量的卫生信息。同时,世界卫生组织也非常重视数据库的建设,开放了全球卫生观察站(Global Health Observatory),供公众随时查阅。全球卫生

观察站是一个交互性的卫生统计数据储存库,其包含范围广泛的指标清单,用户可根据主题、时间或地区进行选择。这些可视为其常规科普工作的一部分,有助于公众在参与宣传活动或阅读相关出版物时,获得准确有用的知识。

二、主题宣传活动与重点战略规划相结合,传播内容具有针对性且涉及面广

正如上文所言,将科学传播渗透到各项工作中,是世界卫生组织科学传播工作的重要模式也是其特点之一。例如,2015 年世界卫生大会通过《2016—2030 年全球疟疾技术战略》(*Global Technical Strategy for Malaria 2016—2030*),其后,世界卫生组织以"使疟疾得到永远控制"(End Malaria for Good)作为 2016 年"世界防治疟疾日"的主题,再次重申"无疟疾世界"的愿景。此外,近年来的"世界防治结核病日",也是配合《遏制结核病战略》(*The End TB Strategy*)而进行的。可以说,世界卫生组织的科学传播工作内容紧密联系人们在卫生健康方面的现实需要,直接参与并推动了全球公共卫生科学研究和社会运动的发展,同时也促进了公众对重大医疗卫生议题的参与性。

三、发出呼吁、指南和建议,传播内容具有时效性

世界卫生组织是联合国系统内国际卫生问题的指导和协调机构,并不直接参与具体的医疗卫生实践,主要通过向各成员国政府或其他国际组织呼吁并发布相关指南和建议,来传播新的医疗卫生知识和理念。各成员国政府根据世界卫生组织的指示精神,在全国的卫生系统发起相应的宣传活动。值得一提的是,2016 年,中国为响应当年的世界卫生日主题,在北京中日友好医院举行了宣传活动,以义诊咨询、远程会诊以及健康讲座的形式向公众传递关于糖尿病的最新信息以及预防知识。

第六章

健康报道获奖作品简析

第一节　蹲点采访　细节制胜

——评通讯作品《在这里，找到患者信任的理由》①

近年来，医患问题成为社会焦点问题。在我们的认知中，患者一方总是挑起矛盾的一方，因为某些患者无法理解一些疾病的棘手——即使是医术再高超的医生也束手无策，只是按照自己的想法对医生进行身体或精神上的伤害。在第二十六届中国新闻奖的获奖作品中，有一篇《在这里，找到患者信任的理由》的通讯改变了我以往对医患问题的认知。

在这篇通讯报道中，作者在全国唯一为尿毒症患者提供 24 小时血液透析服务的单位——上海长征医院通宵蹲点采访，实地考察，讲述了长征医院为了守护患者的生命线，医护人员苦练穿刺技术，并且开设了全国唯一的"一天四班制"血透室，以时间换空间，让患者的存活率在国内外保持领先水平的感人事件。

首先，从内容上来看，作者通过描写医护人员真心服务患者的细致和严谨的

---

① 本节编者：陈慧，南昌大学新闻与传播学院硕士生。

行为,运用大量细节传递了医者牺牲自我的奉献精神,如"护士们正在近 100 张病床边的一台台血液透析机旁忙碌着——连接透析液、冲洗管路、准备穿刺包""左手臂中间就像长出了一段小茄子""大约凌晨 4 点开始,护士休息室飘出淡淡的咖啡香""待血透中心夜班的护士们下班,时针已经指向早晨 8 点半,太阳早就升起来了"等。同时大量数字描写的运用使得文章更科学、更有说服力,增强了文章的真实性和生动性,如"近 100 张病床""多接收 80 来位病人""拉水 4 千克原来需要 4 小时,现在用 8 小时""连扎 2 根穿刺针""一个患者 1 周血透 3 次,手臂上一次扎 2 针,一年就要扎 312 针""病人的无症状透析率高达 98%"等。作者也通过运用一些对话如"小妹,侬好呀""小盛,谢谢你哦! 今天(打得)也蛮好的,不疼"等,使得文章可读性变强,更贴近生活、贴近现实,让人读来有亲切感。

这篇通讯报道也加入了一些医生发自肺腑的话,如"因为这样对病人好""一切都是为了病人好""不仅要帮助更多病人活下去,而且要让他们活得有尊严,重新实现自己的价值""我负责治病,你负责信任我"等,没有花里胡哨的宣言,只有最朴实的话语,让人读来感动不已。

其次,从社会效果来看,该通讯报道刊发后在医护界乃至全社会引起强烈反响。上海市委宣传部与上海市卫生和计划生育委员会(以下简称"市卫生计生")联合组织"长征医院血透中心护理组先进事迹报告团",在各大报告会上巡回演讲。市卫生计生委专门发出通知,要求学习弘扬血透中心的奉献精神。《文汇报》参与报道的记者作为报告团成员,以"小护士大担当"为题,宣讲了医护人员追求卓越的感人故事。报道以数字、细节、故事,传递了当下社会最需要的正能量,达到了以细节感人、以情感人、以精神感人的效果。

最后,从主题来看,小切口反映大问题,融化了医患关系的冰点,这是从中央到上海主要领导高度关注的民生话题。这则聚焦于上海长征医院血透中心护理组的正面报道,让读者了解了长征医院血透护理技术的高超,也仿佛看到了医患互信的画面。只有建立彼此信任、尊重的医患关系,医患问题才可能得到解决,这篇通讯报道让我们看到了这种"可能"发生的希望。

第二节 率先报道先进模式
——评消息《先看病后付费 医患两相宜》①

《先看病后付费 医患两相宜》为一篇报纸消息,2012 年 12 月 20 日刊载于《中国财经报》,2013 年荣获第二十三届中国新闻奖三等奖。该报道主要讲述了山东省济宁市率先实行"先看病后付费"的模式,让广大普通老百姓摆脱了筹集费用难而影响救治的麻烦,全市累计受益人数 68 万余人,且未出现一例恶意逃费现象。该报道用较短的篇幅,让我们听到了各界人士的声音,为我们展现了"先看病后付费"这一模式的优越性。本文将从以下方面进行分析。

首先,从新闻作品内容来看,"先看病后付费"制度是卫生部 2013 年起在某些地区试点推行的一项医疗保险制度,最早开始于济宁市兖州中医院。在全国还未大范围实施"先看病后付费"的模式时,记者率先发现此模式的优越性,通过报道让全国其他地方了解到"先看病后付费"的模式,让更多的人从中受益,为"先看病后付费"模式的推广做出了巨大贡献,促进了和谐的医患关系的形成。因此,该报道具有重要性、时效性等新闻价值。从新闻主题来看,该报道具有极强的现实意义。

长期以来,人民群众对"看病难、看病贵"的问题反映强烈,"看病难,看病贵"问题已经成为当前的热点问题,成为建设和谐社会首要解决的问题之一。针对这一现象,我国推出了"先看病后付费"制度,为的就是让更多的人能够看得起病,解决筹集费用难而影响救治的问题,同时也有利于形成良好的医患关系。从新闻角度来看,在实施过程中,这一制度展现了巨大的社会效应,以济宁市兖州中医院为

___
① 本节编者:程芬,南昌大学新闻与传播学院硕士生。

新闻角度,具有典型性特点,同时也增强了说服力。

其次,从新闻作品形式来看,本篇报道采用的标题详细说明了核心信息,让人一目了然。报道采用描写式导语,讲述了家住山东省济宁市市中区唐口镇魏楼村的崔秋宝的故事,引起读者兴趣,随后顺理成章引出报道主题——"先看病后付费"制度。主体部分按照行文的逻辑顺序,引出"先看病后付费"制度,再写出制度产生的巨大影响。插叙新闻背景,表明制度实行的必要性,丰富了报道内容,增强了说服力。结尾附上短评,引人深思。

最后,从表达方式来看,本篇报道采用叙述的表达方式,叙述"先看病后付费"制度的优越性,条理清晰、逻辑顺畅。报道并未运用修辞手法,语言平实、简明扼要。从新闻语言来看,本篇报道语言准确贴切、通俗易懂,多采用直接引语,通过患者和医生的言语表明"先看病后付费"制度的有益性。同时,作者通过运用数据,直截了当地让读者看到了该制度带来的有益成果。

本篇报道大量运用直接引语和数据,简明扼要地说明了"先看病后付费"制度是有益于医患双方的模式,全文并无华丽的辞藻,并未使用修辞手法,而是用最质朴的语言、最直接的方式向读者传达有价值的信息,因此,该报道是一篇优秀的新闻作品。

第三节　费时 8 个月的心血之作
——评电视专题《胶囊里的秘密》①

《胶囊里的秘密》是第二十三届中国新闻奖一等奖电视专题作品,2012 年 4 月 15 日在中央电视台《每周质量报告》栏目播出。

该专题曝光了一条"毒胶囊"的生产链。记者调查发现,河北衡水等地的一些

---

① 本节编者:胡倩,南昌大学新闻与传播学院硕士生。

企业用生石灰处理皮革废料,熬制成工业明胶,卖给绍兴新昌一些企业制成药用胶囊,最终这些"毒胶囊"进入药品企业被制成药品卖给患者。《中国药典》规定,生产药用胶囊所用的原料明胶至少应达到食用明胶标准。按照《食用明胶》行业标准,食用明胶应当使用动物的皮、骨等作为原料,严禁使用制革厂鞣制后的任何工业废料。然而,根据记者的调查,这些企业为节省成本,非法采购、使用重金属铬超标的工业明胶冒充食用明胶来生产药用胶囊。

从该获奖作品本身来看,有以下三个亮点。

第一,选题具有新闻价值。时值国务院印发了《国家药品安全"十二五"规划》,要求医药企业必须坚持安全第一、科学监管的原则,落实药品安全责任,确保药品质量,降低药品安全风险,并且要求有关部门依法严厉打击制售假劣药品的违法犯罪行为。在这样的背景下,这篇报道把中国的药品质量安全工作许多环节中存在的问题摆在大家面前,让人们看到了问题的严重性,让政府意识到了各部门工作的"失职"。节目播出之后,4月15日,国家食品药品监管局发出紧急通知,要求暂停销售和使用中央电视台报道的13个铬超标产品;4月16日,多个省市部署调查"毒胶囊",查处"毒胶囊"涉案人员及产品。"毒胶囊"事件引起了公众的广泛讨论,人们对今后胶囊药品的选择将更加谨慎。

第二,内容编排清楚流畅。虽然大部分是隐性采访,但保证了画面的清晰度,一个画面对应一个事件或线索,每个线索由浅入深,层层推进,叙事逻辑流畅,清楚地说明了节目内容。节目中的特写镜头,如用生石灰处理工业皮革废料、从正在清洗的工业皮革废料中捞出口罩等,每个镜头都清晰可见,甚至还会引起人们的生理不适,让人不禁联想到使用这样原材料生产出来的胶囊的危害该有多大。特别是在说明工业废料制成的胶囊重金属铬超标时,作者运用了多组对比数字,且数字字体颜色为红色,还用红圈特地标出,并搭配使用了突出的音效,起到强调作用。在揭示了"毒胶囊"的整个生产链条之后,在报道的最后作者还用流程图进行了总结,把之前调查到的所有线索串起来,使整个报道内容清楚明了,加强了观众的记忆。

第三,记者的细致调查。对"毒胶囊"的调查源于记者对"会不会有食品工业使用工业明胶冒充食用明胶来生产产品"的疑问,而在对工业明胶进行调查的过程中,记者得到了关于胶囊加工存在问题的线索。在此后的 8 个月里,记者足迹踏遍十几个省份,行程数万公里,走了大半个中国,最繁忙的 5 天曾连续乘坐 6 次航班,每天至少有一顿饭是在飞机上吃的。在这个过程中,记者一次次前往胶囊厂,通过与工厂老板和工人的长时间交流,寻求线索;记者一家家对药厂进行调查,检测胶囊厂的产品以获得证据。经过这样的努力和奔波,最后才有了呈现在观众面前 27 分钟的节目,揭开了胶囊里的秘密。

药品安全,人命关天。央视记者坚持调查 8 个月,把"毒胶囊"生产的每一个环节清晰地展现在公众面前,引起了政府部门的高度重视,彰显了主流媒体的责任与担当。

第四节　澄清谬误　以正视听

——评通讯作品《某些自媒体别再一本正经地胡说了!》①

2018 年 11 月 2 日,第二十八届中国新闻奖、第十五届长江韬奋奖评选结果揭晓,其中刊于 2017 年 9 月 7 日《扬子晚报》A3 版《紫牛新闻》栏目的《多吃主食死得早? 多吃肥肉活得长? 某些自媒体别再一本正经地胡说了!》这则通讯获得了中国新闻奖二等奖。该通讯由《扬子晚报》紫牛新闻中心首席编辑宋世锋撰稿。

2017 年 8 月 29 日,著名的医学杂志《柳叶刀》发表了一项有关饮食健康方面的最新研究。而国内的一些自媒体对研究内容产生了误读,得出了"多吃主食死得早""多吃肥肉活得长"等一系列耸人听闻的结论。众多自媒体撰写相关文章,文章一经推出,即刻成为爆款,在社交平台微博、微信朋友圈等都引发了热议。宋

---

① 本节编者:蒋梦婷,南昌大学新闻与传播学院硕士生。

世峰看到了这一则特殊的消息后,便对其展开了深入调查,阅读研究论文原文,采访中国医学科学院阜外医院"国家心血管病中心医学研究中心"主任李卫,最后得出结论:这样的爆款文章属于谣言,属于对科学期刊研究的误读。最后,宋世锋根据自己的调查结果撰写成文,在《扬子晚报》上发表。此外,该通讯还在微博、微信、今日头条、腾讯等平台全网推送。一经发表,便获得广泛关注,起到了良好的辟谣效果。

从该篇通讯本身来看,有以下三个亮点。

第一,拥有极高的社会责任感。在新媒体时代,由于新闻采编的门槛降低,越来越多的自媒体大 V 开始自发地采编发布新闻,而有些网络自媒体为了博取流量,不惜炮制大量的假新闻、谣言以获取关注度。专业的媒体、记者必须担负起社会责任,需要及时明辨是非,澄清谬误。此则报道及时澄清了谣言,肩负起了专业媒体应有的社会责任,坚持了正确的政治方向、舆论导向以及价值取向,以免老百姓被蒙在鼓里。

第二,扎实的理论功底。作者以自身的理论背景对原文进行研读,并且采访了国内权威专家,听取其有关饮食安全、健康知识的科学意见。同时,文章在撰写过程中援引大量的数据研究例证,将事实借由专家之口吐露,使得文章更具权威性和说服力,也为驳斥谣言做好了理论支撑。

第三,多方位的平台发布。这篇文章的发布并没有局限于传统的纸媒,同时还在诸多新媒体平台推送,例如今日头条、微博、微信公众号等社交平台,顺着此前谣言在诸多社交平台病毒式扩散的路径,成功将其"阻击",用真正的科学打败谣言。文章具有很强的现实意义,也取得了良好的社会效益。

如今我国人民的生活水平越来越高,老百姓们也越来越重视自身的饮食健康,开始有意识地在网络上搜索相关的营养膳食的搭配技巧,许多不良自媒体正是抓住人们的这种心理,开始制造大量的似是而非的假新闻,以混淆视听。很多网民也缺乏辨别真假新闻的能力,容易跟风盲从爆款文章,这也为我国的健康报道增加了难度。健康报道的成功与否,关系到人民群众的切身利益。媒体作为社会的守望者,其肩负的责任重多,要做成精品的健康报道,媒体记者要时刻关注舆论动向,擦亮双眼,丰富自身的知识储备!

第五节 抓住时机 精准解读

——评消息《城乡居民同病同保障》①

2020 年 10 月 12 日刊于《安徽日报》的《城乡居民同病同保障》获得第三十届中国新闻奖文字消息类二等奖。

《城乡居民同病同保障》主要是对安徽省最新发布的有关统一城乡居民医保待遇的政策文件进行解读,记者精心提炼由复杂数据组成的核心政策,又从政策出台背后的意义、作用、政策变化等方面进行采访,以帮助人们更好地理解该政策文件。《城乡居民同病同保障》这则消息在其内容、形式和语言方面都值得我们去分析和借鉴。

第一,导语运用简短的语言文字将这则消息的主题和政策内容展现给读者,让读者一目了然。这种开门见山的方式,容易吸引读者的阅读兴趣,也有利于帮助读者抓住阅读重点。而在最后,以"省医保局有关负责人表示,从省级层面统一城乡居民医疗保障待遇,是完善城乡居民医保制度的重要举措,将推动保障更加公平、管理更加规范、医疗资源利用更加高效"来结尾,表明这项政策背后的深层含义及其所带来的社会影响,省医保局有关负责人说出作者想说而又不能直接说的话,也表现了这则消息的社会意义,扩大其传播效果。

第二,从内容上来看,首先,这则消息主题重大,事关当下人民最为关心的医保问题。城乡居民医保"并轨",是推进医药卫生体制改革、促进社会公平正义、减

---

① 本节编者:李金晗,南昌大学新闻与传播学院硕士生。

轻患者就医负担、增进人民福祉的重大制度变革,是彻底破除城乡居民"同病不同治、同治不同药"积弊的社会良方,是社会的长期呼吁,群众的热切期盼,具有重要性、接近性和显著性的特点,新闻价值较高。其次,这则消息从多个方面对政府出台的这项政策进行解读。作者通过精心提炼,用具体而生动的数据来概括这项政策的重要内容,又不仅仅局限于政策文件。作者迅速采访省医保局及权威专家就政策出台背后的意义、作用等话题进行深度解读,层次和内容更加丰富,更有利于人民群众理解和接受。

第三,从形式上来看,首先,这则消息通过对政策的提炼,用具体的数据和简短的文字进行概括,语言精练而不拖沓,符合消息文字少、篇幅小的基本特点。其次,在结构方面层层递进,既报道新政亮点,又请部门、专家和相关负责人从多方面、多角度解读政策。消息从门诊待遇方面到住院待遇方面再到大病保险待遇方面,通过具体而生动的数字进行概括和解读,通过采访专家和负责人来揭示政策背后蕴含的深层含义,层层推进,更加符合受众的认知规律和心理需求。

第四,这则消息还具有很强的时效性和广泛的关注度。时效性是消息必不可少的特性。在政策公布当日,记者立即采访有关专家和负责人,当天写稿,新媒体发稿,次日头版见报,并通过微博等社交媒体平台发声,被多地新闻门户和网站广泛转载,受到了大量关注,传播效果较好。

第六节 关注不为人知的角落
——评新闻摄影作品《高原鼠疫监测人》①

2020 年 11 月 2 日,刊于《中国人口报》的《高原鼠疫监测人——海拔 4,300 米的责任与坚守》获得第三十届中国新闻奖新闻摄影项目组三等奖。

---

① 本节编者:刘东华,南昌大学新闻与传播学院硕士生。

　　《高原鼠疫监测人——海拔 4 300 米的责任与坚守》呈现的是四川省甘孜州石渠县，当地疾控中心的鼠疫监测人每年都要在海拔约 4 300 米的草原上驻扎近 5 个月之久，记者与鼠疫监测人同吃同住，通过跟踪拍摄，还原了他们最真实的工作场景，包括流行病学调查、实验室检测等，传播有关鼠疫的详细信息，用一组组照片让原本较少人关注的"高原鼠疫"走进大家的视野。

　　对于这一获奖作品，亮点主要体现在以下方面。

　　第一，把握时代脉搏。2020 年是极不平凡的一年，新冠肺炎疫情的肆虐让人们更加关注健康传播报道。在这样特殊的时间节点，关于鼠疫的传播报道极易吸引人们的目光，让原本冷门的题材有了热度，具有很强的时新性。而鼠疫是我国甲类传染病之一，居 39 种法定传染病之首，又被称为"一号病"，更应该被广泛科普。在作品中，工作人员身穿白色防疫服行走在鼠洞密集的草地上（如图 6-1）。图 6-2、图 6-3 展现了防疫工作者的工作细节：利用皮尺确定样本区域、利用捕鼠器对鼠类进行抓捕，让更多人有机会了解鼠疫的监测、预防工作。

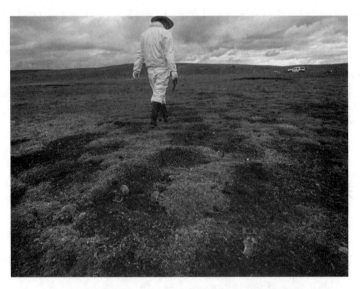

图 6-1　8 月 27 日，鼠防队选择鼠洞密集的区域进行监测，鼠类
不仅会造成大量的水土流失，还有传播鼠疫的风险。①

———————————

① 图片来源：中国记协网，网址为 http://www.zgjx.cn/2020-10/23/c_139461882.htm。

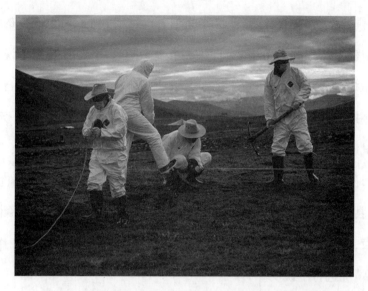

图 6-2 8 月 27 日,鼠防队抵达目的地,用皮尺确定 50 米×50 米的样本区域。①

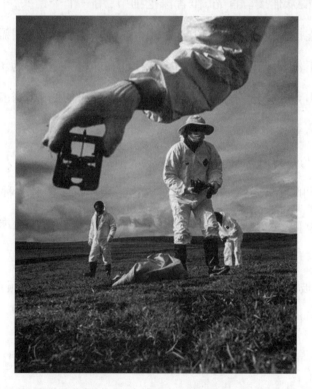

图 6-3 8 月 28 日,鼠防队将超过 200 个捕鼠夹布置在鼠洞口。鼠防队到野外进行流行病学调查,成员们穿上了密不透风的雪白防护服。②

---

① 图片来源:中国记协网,网址为 http://www.zgjx.cn/2020-10/23/c_139461882.htm。
② 图片来源:中国记协网,网址为 http://www.zgjx.cn/2020-10/23/c_139461882.htm。

第二,融合科普与人文。在这篇获奖作品中,读者既看到了关于鼠疫的科普知识,又看到了防疫工作者的辛劳,是有温度的报道。在图片之前的文字说明中,作者介绍道:"鼠疫是自然疫源性疾病,在一定的地理和生态环境内形成自然疫源地。由于人直接接触感染鼠疫的动物或受染疫蚤类叮咬而感染鼠疫,在一定条件下可酿成人间鼠疫的流行,因此我国将其列为甲类传染病管理。2000 年,石渠县被确定为青海田鼠鼠疫疫源地并成立了四川省第一个国家级鼠疫重点监测点","20 年来,石渠县鼠疫杆菌仅在老鼠身上发现过,从未在人群中出现过感染病例。每次检测结束,检验人员要用消毒液喷遍全身"。同时报道也对防疫工作者的驻地环境、交通情况进行了说明。

第三,强化受众连接。首先,作者深挖细节,用一个个镜头、一组组数据侧面增强与受众的连接。比如"36 层口罩""70 后"等。其次,作者用温暖诗意的语言对防疫人员的工作环境进行报道,其中在报道检测人员谭文明为了与远方亲人取得联系要爬上山寻找信号时作者写道"远山将他沉甸甸的思念托起,满天繁星将他环绕",这使人物变得更加鲜活。

第四,全景与特写镜头交错。图 6-1 全景拍摄了鼠防队工作人员的监测背影,四周是无边无际的草原,天空中乌云密布。这张照片更多的是一种环境刻画,而在图 6-4 至图 6-6 中,作者的特写镜头加强了受众的视觉感受,如拍摄到防疫人员捕捉到的青海田鼠并对其身上的血液、跳蚤进行采样。检测人员白色手套上的红色血迹反差、透明小玻璃瓶里的跳蚤,更使观看者有如亲临现场,这些照片为整个作品大大增色。

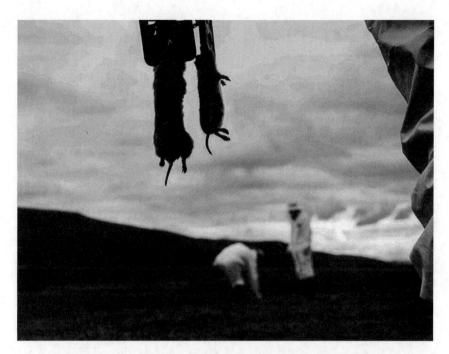

图 6-4 8 月 27 日,鼠防队将捕到的青海田鼠拾起,逐一贴上标签。①

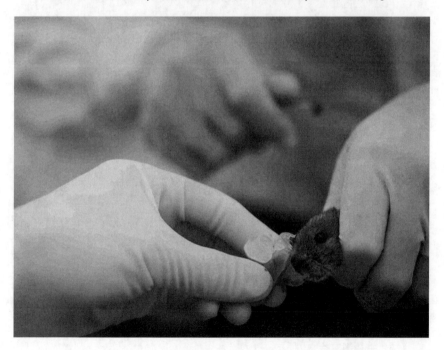

图 6-5 8 月 27 日,两名鼠防队队员配合取出田鼠血液样本。②

① 图片来源:中国记协网,网址为 http://www.zgjx.cn/2020-10/23/c_139461882.htm。
② 图片来源:中国记协网,网址为 http://www.zgjx.cn/2020-10/23/c_139461882.htm。

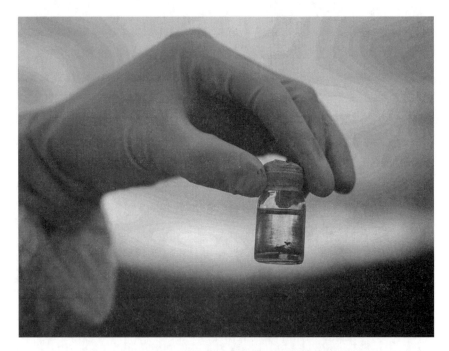

图 6-6　8 月 27 日,田鼠身上的跳蚤被收集在瓶子里。①

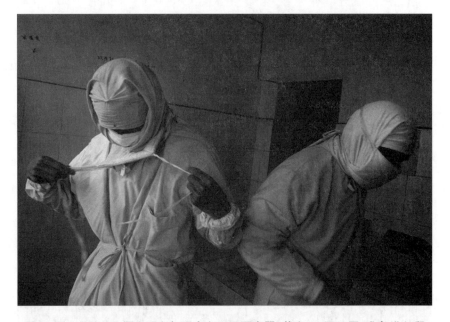

图 6-7　8 月 28 日,谭文明和赵明穿上两层隔离服,戴上 36 层口罩,准备进入鼠疫检测实验室。②

① 图片来源:中国记协网,网址为 http://www.zgjx.cn/2020-10/23/c_139461882.htm。
② 图片来源:中国记协网,网址为 http://www.zgjx.cn/2020-10/23/c_139461882.htm。

第七节 把脉问诊 激浊扬清

——评系列报道《为什么 2 元钱的"救命药"没有人做？》[①]

2016 年，刊载于《工人日报》的系列报道《为什么 2 元钱的"救命药"没有人做？》获得第二十六届中国新闻奖一等奖。

来自辽宁的白血病患者安宁接受骨髓移植后连续发烧两个月，情况危急。他急需拿到一种已停产的名为复方新诺明针剂的廉价"救命药"，却遍寻不得。安宁的求助消息在一个公益记者联盟微信群中传开后，《工人日报》记者除了积极帮助安宁找药之外，还针对廉价药难寻这一现象展开了追踪报道。这一系列报道牵出医药市场面临的一个现实难题——廉价药在市场上买不到，在医院里也难找到。

该组稿件完整地报道了廉价药在生产、销售等多个环节存在的问题，采访深入，时效性强，贴近民生，且有报网互动特色。

《为什么 2 元钱的"救命药"没有人做？》系列报道推出后，被新华网、人民网、光明网、中新网、网易等多家网站转载，取得了较好的传播效果，还有不少网友加入帮助安宁找药的队伍。最终，文中的白血病患者安宁在媒体及网友的帮助下找到了这种廉价"救命药"。

报道同时还在微博上展开了"如何让百姓买到廉价药"的微调查，300 多名网友参与投票，对廉价药的生产、销售建言献策。在连续报道中，相关微博还被做成了二维码放到报纸版面上，读者可以扫描二维码参与话题讨论。同时，这一组报道还被发布在《工人日报》微信公众号上，在网络上产生了二次发酵的效果。

一些廉价"救命药"，病人需要时为什么找不到？这种怪现象反映出什么问题？这一系列报道就这个贴近民情民生的问题展开了深入采访，形成了层次分

① 本节编者：刘军，南昌大学新闻与传播学院硕士生。

明、引人关注的系列报道。记者不仅抓住了"活鱼",而且报道有始有终,对廉价救命药问题做了深入采访。

第八节　选题新颖　浅显易懂

　　——评消息《5G 技术助力国产机器人完成全球首场骨科实时远程手术》①

　　北京广播电视台编辑韩萌采制的广播消息《5G 技术助力国产机器人完成全球首场骨科实时远程手术》获得第三十届中国新闻奖广播消息一等奖,该广播消息在北京新闻广播《整点快报》22 点档播出,作品时长 3 分 47 秒。

　　5G 技术作为社会发展底层逻辑,其抽象性与模糊性增强了普通人对其理解的难度。而这篇报道就是证明 5G 技术能改善医疗的典型案例。

　　从选题上来看,这篇报道选取了与人民紧密相连的一个点——医疗,医疗技术、医疗公平关系到人民的切实利益,但是因其专业性、区隔性较强,民众对其多是一种雾里看花的状态,因此该篇报道首次尝试了"现场实时解说+同期"的形式,还原了令人紧张的手术关键步骤。为了让医学门外汉能够理解医学技术、专有名词,记者专门提前与专家沟通手术方案,查找相关资料,最终使报道达到了民众能听懂的效果。记者将近两年最火热的技术"5G""机器人"结合起来,呼应人们"最关心的"加"最好奇的"信息需求,这也形成了该篇报道的一大亮点。

　　从内容上来看,其内容浅显,一听就懂,记者将深奥的医学术语、医学名词进行了通俗化处理,方便听众听懂,在描述上多采用场面描写,如"积水潭医院院长、骨科专家田伟,他正坐在三块大屏幕前。今天呢他不用手术刀,一会儿就将用面前的这台电脑远程操控浙江嘉兴和山东烟台手术室里的两个机器人",这种场面描写读起来仿若身临其境;"看看侧位那张片子……啊侧位非常棒!(田伟松了一

———————————

① 本节编者:吴琴,南昌大学新闻与传播学院硕士生。

大口气,现场出现笑声并响起了掌声。)"这些神态描写和语言描写非常生动,令人如临其境。

从语言上来看,该篇报道虽然是一篇科普报道,但其语言风格简练,而且较多使用口语,降低了理解难度,方便听众理解。记者还引用了很多现场原文语言,从而拉近了人们与遥远的手术技术之间的距离,"(田伟)好好好,别动了,(浙江嘉兴)开始打导针",这些关键性步骤的讲解,方便听众抓取重点信息。

从标题上来看,该消息报道标题为《5G 技术助力国产机器人完成全球首场骨科实时远程手术》,直白的陈述句不仅让读者瞬间了解该消息的内容与 5G 技术、机器人、骨科手术相关,还强调了这场手术为"首场",表明了这场手术的重要性,标题直白,抓人眼球,同时态度鲜明,与后文的整篇内容相呼应。

第九节 三问三答 有力辟谣
——评通讯作品《"草莓农残超标致癌",是真的吗?》[①]

2015 年 5 月 1 日的《农民日报》刊载了记者高扬和郭少雅的通讯作品《"草莓农残超标致癌",是真的吗?》,该篇通讯获得了第二十六届中国新闻奖三等奖。通讯澄清了此前媒体对草莓样品检出致癌物乙草胺超标的不实报道,在消费者恐慌、草莓滞销的情况下,用事实说话,保护了草莓产业,维护了农民利益,引导了消费。

这篇 2,297 字的通讯,通过提问、回答的方式解答消费者疑问。文章开头连发三问:乙草胺到底是什么? 什么是 b2 类致癌物? 草莓可以放心吃吗? 紧接着介绍草莓事件发酵后的现状,由消费者恐慌到莓农和专家质疑草莓残留超标报道的检测结果。第一段交代了这篇通讯的起因,用三连问的方式既能引发读者阅读兴

---

① 本节编者:童颖,南昌大学新闻与传播学院硕士生。

趣又能自然过渡到下文记者的采访调查。

该作品的亮点在于文中层层递进的三个疑问和三个回应。疑问的内容分别是:草莓普遍存在除草剂乙草胺超标? 八份样品中均检测出"乙草胺"超标,检测结果"靠谱"吗? 草莓可以放心吃吗? 这三个疑问正是此次事件中消费者最关心的问题,关乎消费者的生命安全和事件发生后对待草莓的态度。而三个回应用简洁的语言,及时应答消费者关切的问题,有助于消除恐慌。

引用专家学者的话有助于增强新闻作品的权威性。记者采访了北京草莓种植地、全国草莓协会、农业主管部门负责人,以及农药植保专家、科研院所研究人员等多位专家学者。文中的专家发言既增强了报道的权威性,又对疑问进行了详细解答,增强了说服力。作者从种植过程无须用到乙草胺、检测数据不准确、报道中农残检出值对人有安全风险的可能性小、抽样检测未检测出乙草胺等多个方面说明草莓不存在乙草胺致癌的问题。

该作品从农业种植、食品安全标准、农产品检测三个不同方面集合权威观点,在北京市权威检测部门抽检未检出乙草胺后及时发文,运用事实和数据相结合的说明方法,澄清此前媒体报道中关于乙草胺的谬误之处,回应多方关切,既进行了求证又向消费者做了科普。报道有理有据,澄清媒体报道谬误以消除恐慌,避免草莓种植户面临更大损失,同时呼吁消费者理性看待与食品安全相关的不实报道。

该通讯的标题"草莓农残超标致癌,是真的吗",直白的疑问句不仅让读者瞬间了解该通讯主题内容与草莓农药残留和食品安全有关,还对此前报道草莓农残致癌的媒体报道发起质疑。标题既能抓人眼球,又态度鲜明,与通讯中的三问三答相呼应。

该通讯也有不足之处:作者没有将"草莓致癌"事件与前几年媒体报道的"香蕉生癌""橘子生虫"相联系,因而对消费者理性对待食品安全问题报道的呼吁不强。如果能在结尾处整理出近几年发生的食品安全不实报道,能进一步引发消费者思考,引导他们对待类似报道要保持理性,以减少不必要的恐慌和引起的经济损失。

第十节　内容专业　全国独家
　　——评消息《1445 种全新病毒科被发现》①

　　《光明日报》送选的消息《1445 种全新病毒科被发现》入选第二十七届中国新闻奖一等奖,该消息报道了中国疾病预防控制中心传染病研究所研究员张永振科研团队在病毒起源和进化的研究中取得重大突破——发现了 1,445 种全新的病毒科,并从遗传进化的角度揭示了 RNA 病毒发生和进化的基本规律。

　　这篇消息与《光明日报》作为党和国家联系广大知识分子的桥梁和纽带的定位非常吻合,且《光明日报》以教育、科技、文化、理论为宣传重点,读者层次高,主要分布在政府机关、企事业单位、国办高校,科研成果的传播效果理想。

　　2017 年,中国共产党在北京召开十九大,这是建成小康社会的关键一年,也是在这一年,中国"上天入海",在高科技领域不断取得重大成果,此消息以科研成果为选题具有时代气息,符合政治宣传的大方向。

　　在采访方面,记者金振娅和报社科技部值班主任邢宇皓以及总编室教科版编辑快速联系,沟通采写角度和内容,第一时间采访张永振教授及其团队,并于当晚赶写出稿件。该消息在国内中文媒体中属于首发,且与《自然》(*Nature*)科学杂志总部召开新闻发布会的时间几乎同步,比央视《新闻联播》播出时间早了近一天,被多家传统媒体和网站以及微信公众号转载,以最快速度向世界传播了我国科学家取得的重大科研成果,在采编速度上做到了最快。

　　在结构方面,该消息采用倒金字塔结构,重要事实集中于头部,次要事实放在

---

① 本节编者:王志雄,南昌大学新闻与传播学院硕士生。

后面,值得一提的是,该消息对于新病毒种的描述在当事人即研究者讲解与记者讲解之间切换,一个专业、一个浅显易懂,既降低了读者阅读门槛,同时又照顾到了专业内读者与专业外读者,使新闻事实较为全面地展示在读者面前。

在内容方面,该消息最大的亮点就是专业,专业阐述,专业措辞,一个是在医学领域的专业,另一个是在新闻报道方面的专业。该消息层次分明,脉络清晰,第一段讲解成果,第二段讲明该成果在病毒学上的意义,第三段讲其在基因学上的意义,第四段讲其在临床应用上的意义,第二、三、四段的阐述由小到大,层层加码,增强了该成果的重要感,第五段讲述了研发人员付出的努力,最后一段点明该成果在国外学术界引起轰动,再次说明了该成果的重要性并与前文呼应。全文简洁明了,干净利落,给人以学术论文般的严谨精练感,把握住了消息的精髓。

第十一节　以小见大　立意深远

——评系列报道《抗击埃博拉》①

刊登在《重庆日报》2014 年 11 月 15 日—2015 年 2 月 13 日的《抗击埃博拉》系列报道,在第二十六届中国新闻奖的评选中,荣获三等奖。

该系列报道记录了中国军医奔赴利比里亚与埃博拉病毒斗争的全过程,充分体现了中国军医精湛的医疗技术,也真实展现了中国军医舍生忘死、大爱无疆的人道主义精神。报道刊出之后,由于它的主题鲜明,视角独特,引起了社会的广泛关注。人民网、今日头条、大河网、网易新闻、华龙网等多家媒体转载,网友纷纷点赞。总后政治部负责人也高度评价《重庆日报》的援非报道"是全中国做得最好的"。

从新闻采写角度来看,这组系列报道具有以下三个特点。

---

① 本节编者:刘甜,南昌大学新闻与传播学院硕士生。

第一,主题宏大,结构布局精彩。大标题为《抗击埃博拉》,由六个小故事组成:"助利抗击埃博拉　重药集团打响药品调集战""援利医疗队赴利第八天:组织招聘当地工作人员""空余时间苦练英语　冰袋冷敷治疗晒伤""战地家书""抗埃博士借助越洋视频参加'杰青'答辩""待辣椒成熟时　送上家乡味道　重庆老乡给医疗队送鲜肉、蔬菜"。每一个小故事都是单独的事件,以小标题的形式构成,却又以时间线的方式连接在一起,在抗击埃博拉的背景下,重药集团的负责人不眠不休连夜工作筹集援利稀缺药品、援利医疗队艰苦生活和辛勤工作、抗埃博士进行越洋视频答辩等,这些让读者看到了一个全景式的抗击埃博拉的深度报道。

第二,人物鲜明,内容鲜活。记者善于选取细节和人物来表现援利医疗队的无私奉献精神。例如:援利医疗队的队员有晒伤的情况,为了保证药品资源的充足,她们选择继续工作,最后还是利用可再生的"冰敷"解决了晒伤问题;离开两岁女儿的王子洪将对女儿的思念写成了家书,信中有对女儿生活细节的回忆,也有对女儿的愧疚和想念;一直坚守在利比里亚的重庆老乡给医疗队送来了猪肉和新鲜的蔬菜。

记者利用以小见大的表现手法,细腻地描述了人物工作和生活中的细节;记者又独具慧眼,选取了有代表性的人物,通过直接对他典型语言的"引用",塑造了一个个有血有肉的人物形象,语言朴实无华,却让读者在字里行间体会到了援利医疗队的家国情怀。

第三,广度和深度相结合。该报道立意深远,通过对前期筹集药品、赶赴利比里亚、艰苦生活和工作等一系列事件的描写,展示了中国医疗队对利比里亚国家的无私援助和精湛的医疗技术,也彰显了中国的大国情怀,展示了大国形象,体现了他们深刻践行习近平总书记在第十八次全国人民代表大会上提出的"人类命运共同体"理念。

第十二节　小切口大主题　新闻点叠加

——评消息《卫计委主任"转岗"社区家庭医生》①

《新民晚报》A2要闻版上全文刊登了《卫计委主任"转岗"社区家庭医生》,该报道的记者为左妍。这是一篇关于卫计委主任孙晓明为推进全科医生家庭责任制而亲自坐诊基层的文字消息,荣获第二十九届中国新闻奖二等奖。

该消息在选题上精心策划,采访深入扎实,谋篇上从大处着眼、小处落笔、以小见大,写作上文风清新,贴近实际、贴近生活、贴近群众,可谓一篇广大人民群众都读得懂且能够切实推动社会医疗体制改革的优秀文字消息。

该消息抓住"强基层"这一医改核心,以卫计委主任孙晓明坐诊社区后预约病人增多切入,以孙晓明教授治好老张的故事作为例证,引出基层全科医生的优势之处,并积极倡导推广社区全科医生家庭责任制,以最终实现"全科+专科"的利民服务模式。该消息既呈现了上海对加强社区医疗服务的探索,也回应了群众对"小病不出社区"的期待,是典型的小切口反映大主题的报道。

该消息标题采用引题加主题的双行标题,既简要交代了主人公孙晓明的个人背景和身份转变,同时"1,000"这个扎实的数字又直观地展示了孙晓明在基层进行全科医学问诊实践的现状;既让新闻有了报道由头,又让读者看出孙晓明在基层的受欢迎程度,简洁凝练,吸引读者阅读。

该消息主体部分采用了倒金字塔结构,前半部分以卫计委主任孙晓明转岗社区家庭医生的故事来阐述全科医生在解决患者健康问题上发挥的巨大作用和未来的发展前景。而后,选取了老张治病的故事,从患者层面侧面烘托了全科问诊的有效性。这样用典型故事、典型细节来反映主题,让叙事更加有张力,也更具可

---

① 本节编者:夏海清,南昌大学新闻与传播学院硕士生。

读性,贴合读者心理,同时反映出记者深入基层、深入一线进行了细致采访。该消息后半部分提到上海是全国率先启动社区卫生服务中心综合改革的城市,这与之前提到的卫计委主任转岗做起了全科家庭医生这一新闻点叠加,使文章内容极具创新性。

该消息最后两段则是增加了更多解释性的背景,按照时间顺序分别对上海地区社区医疗服务的发展和孙晓明医生的个人求学经历进行了有条理的补充,以及借用孙晓明医生的直接引语干脆利落地点明了该消息提倡的内容——"全科+专科"才是老百姓最期待的服务模式。

该消息语言描述多采用孙晓明医生的直接引语和间接引语,增强了新闻的可信度,也拉近了和读者的距离。同时该消息多采用数字来进行表达,例如"第1,000位""80%以上""连续13年""7,000余名"等,非常真实准确地刻画了在进行社区医疗服务和全科医生实践过程中所采取的措施和方法,这样一来使得消息更加通俗易懂,生动形象,极具信服力。

该消息关注民生特点,以小切口反映大主题,以卫计委主任转岗为社区全科医生这样的小故事为切口,反映了我国新医改的重大举措,对推动社会分级诊疗有着重大的现实意义,同时也对破解百姓"看病难、看病贵"的矛盾,起到很好的宣传效果。但是文章也存在着些许不足,在讲述老张的故事时,并没有交代清楚老张"无法走路"和"咳嗽发烧"之间的因果关系,会让读者产生疑惑。所以,我们在采访过程中既不要放过任何一个细节,又要挖掘出事实本身的逻辑排列,只有这样才能使消息更具说服力。

第十三节　新闻大视野聚焦平凡小事

——评消息《小小字条传递医患真情》①

2014 年 9 月 3 日,刊登在《今晚报》上的文字消息《小小字条传递医患真情》获得第二十四届中国新闻奖三等奖。

《小小字条传递医患真情》主要讲的是一名患有喉癌的病人在天津市第三人民医院做手术前交给医生一张字条,字里行间表达出对医生的放心。在这个医患关系紧张的时代,这样一则新闻使人感到一丝欣慰。记者以第一视角的身份,深入第一现场,对多个人物进行采访,将整篇消息写得活灵活现,也使得消息中主人公的形象更加鲜明。

从内容上来看,该消息极具新闻价值。就消息主体而言,患者与医生这样的身份具有接近性,离读者的生活并不遥远,甚至可以说医患关系是当今社会所关注的一个热点。此外,该消息取材于普通的社会生活,反映了在医院就医时,医生与患者之间的互相信任、互相鼓励。这种"正能量"的新闻对社会影响巨大,同时也体现出了新闻价值中的重要性和显著性。

从新闻主题上来看,该消息立意新颖,没有讲述手术的过程以及手术成功后患者的表现,而是以小小的字条入手,以小见大,看似简单的几段对话背后传达出医生与患者之间真挚的情感。从小的方面来看,这有助于缓解当今社会紧张的医患关系;从大的方面来看,这对于树立和弘扬友善、真诚的价值观有着积极影响。该消息从总体上来说,颇具新闻价值和现实意义。

从形式上来看,该消息采用的是单行标题——"小小字条传递医患真情",言简意赅,使得读者看一眼标题就已经明了该消息的主要内容。此外,标题还起到

---

①　本节编者:易前敏,南昌大学新闻与传播学院硕士生。

了画龙点睛、点明主题的作用。就整体结构而言,该消息采用的是倒金字塔式。消息一开头就交代最重要的事实——患者在手术前交给医生一张字条,这样一个留有悬念的开头带给读者神秘感。消息主体则由三段对话加简单叙述构成,简洁明了。

从新闻语言上来看,该消息语言质朴且富有真情实感,通俗易懂。该消息的一大特色即直接引语贯穿全篇。消息导语采用的是引语式,引用了患者写在纸条上的一段话,使得该消息给人留下深刻印象。消息结尾引用了另外一位患者的话,首尾呼应,两位患者都表达了对医生及医院的信赖,对于深化该消息主题有着至关重要的意义。

此外,该消息一共分为四段,记者采访的人物也是四个,每一段引用不同采访者的话,现场感、情节感、真实感强,给读者如临其境的感觉。

从表达方式上来看,该消息采用的是叙述加对话的方式。对话占据主体地位,剩下的简短的叙述则简单交代了新闻中的主要人物及背景。这样的写作手法,真实生动,感染读者。

第十四节　现场跟随采访　对比反映问题

——评通讯《名医进社区　为何遭冷遇》①

2017 年 6 月 14 日,《贵州商报》记者刘丹的《名医进社区　为何遭冷遇》通讯作品获得第二十七届中国新闻奖二等奖。《名医进社区　为何遭冷遇》全文 2,538 字,首发时间是 2016 年 11 月 21 日,该通讯发表后,经今日头条、网易新闻等多家媒体转载,受到多方广泛关注,引发普遍热议。

在优质医疗资源下基层、分级诊疗制度的具体实施过程中,医疗卫生服务体

---

① 本节编者:熊佳佳,南昌大学新闻与传播学院硕士生。

系流于形式,基层群众的医疗卫生问题并没有得到有效解决。在《名医进社区为何遭冷遇》一文中,作者通过对比专家医院门诊与社区坐诊时的情况,展现了基层群众看病难的现状,且发现"大病进医院,小病进社区"的意识还未形成,医疗卫生服务体制改革陷入困境。

该通讯记者进行了大量的实地采访和现场调查,用白描式的纪实手法揭示了医疗政策宣传不足、社区医疗服务中心基础设施不完善、基层医疗卫生人才队伍不健全等问题,是导致基层群众看病难的关键。医疗供给侧结构性改革存在重形式、轻实效的问题,要想真正将优质资源下基层的工作落到实处,政府相关部门需要因势利导,促进优质医疗资源的合理配置,将各省市区医疗资料下基层的工作落到实处。

《名医进社区 为何遭冷遇》一文通过"解剖麻雀式"的剖析,深刻揭示了优质医疗资源下基层工作开展过程中遇到的问题,并反映出医疗供给侧结构性改革不能流于形式,必须注重实效,起到了举一反三的作用。从效果上来看,该通讯有利于推动医疗卫生服务制度改革落到实处,促进优质医疗资源实现合理配置,让基层百姓真正享有优质的医疗资源服务。

第十五节　诺贝尔奖的本土故事挖掘
——评系列报道《揭秘青蒿素和广东的故事》①

2015年10月10日,《羊城晚报》推出了系列报道《揭秘青蒿素和广东的故事》,获得第二十六届中国新闻奖文字系列报道三等奖。

《羊城晚报》是一家广东报纸,以贴近时代、贴近读者、贴近生活为办报方针,风格鲜明独特、新鲜活泼,为普通百姓所喜闻乐见。屠呦呦获奖后,《羊城晚报》以

---

① 本节编者:徐晓媚,南昌大学新闻与传播学院硕士生。

"贴近性"视角连续推出八期系列报道《揭秘青蒿素和广东的故事》,讲述了一家广东民营企业十几年独资进行药物研发和国际推广的感人故事,并继续深入探讨了中医药企业国际化之路该如何走下去等问题。

该报道独辟蹊径,选题新颖。中国科学家屠呦呦获诺贝尔生理学或医学奖后,青蒿素开始被大众熟知,但很多人并不知道,将屠呦呦的理论应用于临床研发出中国具有完全知识产权的青蒿素复方药物,并进行数十年国际推广工作的,是广东的科研团队和药企。他们的努力,挽救了全球数百万人的生命,然而数十年来,出于种种原因这一切鲜为人知。记者选取青蒿素背后的故事,将这些故事和故事中的人物首次呈现出来。

该系列报道通过多方搜集素材,获得丰富信息。记者运用面对面访谈等方式采访了多位相关人物,获得了一手资料。报道对赴非推广团队中的邓长生进行了采访,获得了团队在科摩罗进行药物推广的故事;对新南方集团总裁、青蒿素研究项目最初的资助者朱伊拉进行了面对面访问,了解到青蒿素项目的启动过程和他对青蒿素产品以及国内药企发展的看法。报道中还引用了各种权威数据和专家的发言,使报道具有权威性和科学性。

记者采用系列报道的方式,涵盖了消息、人物通讯等多种报道体裁,全方位呈现了内容。记者围绕广州药企团队对青蒿素复方药物的研发和推广这一新闻题材,从不同侧面、不同角度连续报道:以一条最新消息作为整个系列报道的开头,引出治疗疟疾的特效药及其团队,随后的通讯作品报道了团队在科摩罗推动抗疟项目的艰难过程,介绍了青蒿素的诞生始末、在广东丰顺的种植基地和产业链和其对类风湿性关节炎起到疗效的最新发现,深入探讨了中医药企业国际化之路该如何走下去等问题。每篇都有独立的报道主题,又彼此紧密联系,对新闻事实做了比较系统、全面、有一定深度的报道,给读者以启发性的认识。

《揭秘青蒿素和广东的故事》系列报道,涵盖消息、通讯、人物访谈,形式多样,图文并茂,不仅刊登在报纸上,还通过全媒体矩阵进行立体化传播,网络转载率高,取得了极佳的传播效果。

第十六节　主题与细节仍需注意

——评人物通讯《上医之境》①

2009 年 12 月 23 日,《武汉晚报》第 17 版刊登的通讯《上医之境》,于 2010 年获得第二十届中国新闻奖报纸通讯类三等奖。这篇通讯在当时引起热议,一时掀起学习主人公王争艳医德的热潮。从报道后续产生的良好社会反响来看,这篇通讯无疑是非常成功的,但它在文本写作上存在一些瑕疵,集中体现在提炼主题和细节描写上。

首先,该通讯对典型人物精神内核的发掘,与原文想要表达的主题相对照,可能容易引起读者的误会。

先看标题,通讯的标题要反映文章的主旨,概括文章的内容,力求反映出文章内容的思想性和哲理性。《上医之境》何为"上医"?两千多年前,《黄帝内经》中提出"上医治未病,中医治欲病,下医治已病",即医术最高明的医生并不是擅长治病的人,而是能够预防疾病的人。按照文中一代名医裘法祖的说法:"先看病人,再看片子,最后看检查报告,是为上医;同时看片子和报告,是为中医;只看报告,提笔开药,是为下医。"也就是说,判断"上医"的标准在于其医术是否高明,而通观全文,记者更侧重于对王争艳医德的描写,由此可以看出,该文的题目和内容不一致,导致文章的主旨存在矛盾。

《上医之境》对主题的提炼不能反映更深层次的现实。虽然该报道在一定程度上反映出了一直困扰百姓的看病难、看病贵的问题,但是没有把这一问题

---

① 本节编者:余嘉宇,南昌大学新闻与传播学院硕士生。

与我国目前医疗卫生体制不够健全、不够科学、不够合理的情况联系起来。通讯采用的是"好人+受苦"的故事模式：王争艳医术精湛、医德高尚，"多年来，这双手已像一台精密仪器，可以在病人就诊的几分钟里，基本锁定病源"，"从医25年，平均单张处方不超过80元，至今还常开两毛钱的处方"，"她时刻为病人着想，是个干干净净的医生"，而这样的好医生生活却很清贫，"一家三口18年来住的房子不足50平方米，读大学的儿子，至今还睡在阁楼上"，"一家人很少上餐馆，家里的电视还是17英寸的老古董"。其人其事固然让人感动，但也由此引起了人们的不平，多家报纸发表评论表示"严守医德只能陷入清贫""不该让'好医生'独守'清贫'"，就连王争艳也婉拒回母校给医学生上医德课，"担心自己为医学生讲课会带来误导：既然当医生这么清苦，毕业了还不如去当医药代表"。

所以，该通讯虽然找到了一个报道典型，发现了一个好主题，但是没有将人物放在时代的天平上衡量，不能从典型人物身上挖掘出时代意义。从长远来看，仅靠几个好医生，显然无法有效解决"看病难、看病贵"这个普遍性的民生难题。若要让更多人享受到"80元处方"治好病的待遇，关键还在医疗体制和相关制度改革。我们绝不能寄希望于个别"好医生"的操守，而应当通过建立良好的医疗制度，从改革分配机制上入手，鼓励更多的人做一名"好医生"，而且是一名生活富裕的"好医生"。

其次，作品细节可更为生动。

"望闻问切、视触叩听"，这是体现医生医术的基本诊断方法，通讯中也提到王争艳"对每个病人都严格执行'视、触、叩、听'原则"。如果要表现王争艳的"上医之境"，应该侧重于对其扎实的基本功的描写，对于非医学专业的记者和读者来说，用医学术语描述王争艳如何"视触叩听"是没有必要的，在这种情况下，记者可以借助必要的工具来完成报道。具体来说，应该抓住与"视触叩听"密切联系的手部和听诊器进行细描。

　　该通讯这样描写王争艳的手："这是一双关节粗大、皮肤粗糙的手,多年来,这双手已像一台精密仪器,可以在病人就诊的几分钟里,基本锁定病源。"医生的手是"触、叩"的重要工具,仅仅用"关节粗大""皮肤粗糙""精密仪器"等词语描写难免会缺乏表现张力。为给读者留下更为深刻的印象,记者可使用更为生动的细节描写。如除双手外,听诊器也是一个很好的细节。"视触叩听"的"听",指的就是听诊。听诊器是每名医生必备的工具,可惜的是许多医生丢掉了听诊器,依赖仪器检查。2010年3月30日,《湖北新闻联播》播出报道《王争艳执着"基本功"实现"上医之境"》,在该报道中描述了听诊器是王争艳的"法宝",几乎每个病人她都要前胸后背地听上一番,即便他们自己没说呼吸系统或者心脏有毛病。王争艳说,人们跑一趟医院不容易,她要尽量检查全面一些。听诊器能听出的毛病,绝不让病人做其他检查。这一方面说明王争艳对自己医术的自信,更主要的是表明她舍不得让病人花钱。听诊器不仅体现了医生的医术,从某种意义上讲也是一面衡量医德的尺子。在保证治疗效果的前提下,精打细算,能省则省,降低医疗费用,才能惠泽百姓。而《上医之境》对王争艳的听诊器仅是一笔带过,忽略了一个重要而生动的细节。

　　综上所述,《上医之境》存在主题和细节两个方面的问题,但总体来说,《上医之境》瑕不掩瑜,仍是一篇优秀的通讯。

第十七节　不畏病毒　一线采写

——评通讯《MERS 广东狙击战》[①]

　　2015年5月27日晚,一例疑似中东呼吸综合征(MERS)病例经韩国进入广东境内后确诊为中国首例输入性病例。广东省委省政府迅速采取紧急部署,指挥医

---

① 本节编者:余建,南昌大学新闻与传播学院硕士生。

疗机构、行政机构与媒体等开展防疫抗疫工作。在这个过程中,《南方日报》记者团队在做好防疫措施的基础上,不畏风险奔赴抗疫第一线进行蹲守观察,深入采访,获取了关于此次疫情防控阻击战的珍贵一手资料,并创作出《MERS 广东狙击战》这篇通讯佳作。该报道出自《南方日报》,作为党报,此次报道不仅有效地宣传了中国以人民健康为中心的公共卫生防治理念,更彰显了社会主义制度之下面临社会突发公共卫生事件时的强大动员能力。该报道荣获第二十六届中国新闻奖三等奖。

此外,该报道在写作特点与切入角度上,与同类题材作品比较属上乘佳作。《MERS 广东狙击战》全文分为广东速度、广东温度与广东透明度三个部分,分别从这三个维度介绍了广东在疾控工作中做出贡献的人物。在 7 小时找到所有密切接触者的行动中,记者的镜头既聚焦在掌握专业技能知识的医疗卫生专家身上,也对高效率的媒体宣发矩阵和积极配合政府行动的热心社会群众给予了关注。

从新闻价值的角度来看,本篇报道所传达的最具有意义的信息,即一场以个体视角展开的真实的疫情防控全过程实录。这些信息既包括前期寻找密切接触者时的“防”的活动,又包括医生患者在医院中战病毒和权威部门在社会中斗谣言的“控”的活动。这些虽然是以文字的方式呈现在纸上,但给读者的感觉更像是一部纪录片。报道记录并向人民传达着政府以及医疗机构是如何保障人民生命安全的,以人民为中心绝对不是一句空头口号,我们有着完备的落实体系,并且具有切实的可行性。这又与记者团的一线冒险是密不可分的,正是记者们不畏风险的逆行,才使得这些珍贵的事迹得以为世人们所知。战地摄影师罗伯特·卡帕曾经说过,如果你拍得不够好,是因为你离得不够近。正因如此,他们可称为“战地记者”,因为疫情的防控现场,并不亚于战场。

该报道的亮点还在于对“透明度”一词的全文贯彻。“透明度”出自报道文章的第三部分,讲述的是广东省在疫情防控过程中所采取的一系列信息公开的措施,谣言止于公开的原则在广东省新闻发布制度中得到了全面落实。这是报道中直接体现出来的内容,但同时,报道本身就是透明度的最好表达。《南方日报》将一系列措施的具体实施过程公之于众,有效避免了长期以来客观存在的报道口号化积弊。官方通报式的报道虽然能起到定民心、稳秩序的作用,但对于民众而言,他们更渴望了解官方所公布措施的具体实施方案,如同直播一般得到知晓权,《南方日报》在此做到了这一点。

作为一篇科学健康报道,文章亦存在一大不足之处:MERS 究竟为何物? 虽然我们并不要求每篇报道都能面面俱到,但是报道的标题为《MERS 广东狙击战》,就应该面向读者,对这个病症进行系统介绍,或者对其中文含义"中东呼吸综合征"进行补充解释,至少也应该以新闻背景的方式,介绍其传播特征、危害与临床症状。作为党报,《南方日报》应当注意到这一点。总体而言,报道瑕不掩瑜,充分发挥了主流媒体在舆论阵地的引领作用,既有深度,又有温度,获得中国新闻奖实至名归。

第十八节　以建设性视角探讨问题

——评《拿什么拯救你,一"号"难求》①

《拿什么拯救你,一"号"难求》刊发于 2016 年 11 月 14 日的《经济参考报》,该报道获得第二十七届中国新闻奖二等奖。

健康报道在中国有着多重的外延形式,《拿什么拯救你,一"号"难求》重点关注的是健康报道领域中医疗改革的问题。该报道中既有普通患者、医务工作者的"平民视角",也有医院管理者、政策制定者的中观、宏观视角,将"挂号难""看病难"折射出的分级诊疗背后的医疗资源不平衡、供需矛盾尖锐、制度设计不完善等

---

① 本节编者:周子岚,南昌大学新闻与传播学院硕士生。

问题逐一生动揭示出来，并提出中肯的建议。

从报道形式来看，此篇新闻报道的报道团队精心策划，采编协同报道，除了文字、图片之外，报道还策划、制作服务性较强的微视频、图表、漫画及网络专题等，最大限度地利用了调研所得资料，实现了传播效果的最大化。从报道内容来看，报道主题聚焦于新医改方案的实施，是大众所关心的热点问题。从结构来看，报道的标题采用双行标题的形式，使用了"拿什么拯救你"这一流行语，增强了趣味性和可读性，也点明了内容主旨——"号"难求。

报道的开头简单介绍了当年北京卫生部门推出的挂号改革新政，报道的第三段即开门见山提出挂号新政背后的一连串问题："魔高一丈的号贩子有啥新招数？""令人眼花缭乱的挂号方式缘何让患者'蒙圈'？""患者对'全面预约'与'取消加号'存在哪些误区""一张'京医通'卡背后到底有几个'婆婆'？"之后的内容分为三个部分解答挂号新政中存在的问题，第一部分的小标题《"与时俱进"的号贩子》和第二部分的小标题《"蒙圈"的中老年患者》形成鲜明对比，更直接地展示了由于信息的不对等和数字化能力的差异，中老年患者在挂号时仍然面临不少问题。

该报道还使用了数据，用客观的数据来说明问题。如："北京卫生部门数据显示，2015 年，北京市医疗卫生机构总接诊人数达 2.35 亿人次。据一些三甲医院统计，就诊人员中，有近 50% 来自京外。""当前大型三甲医院就诊患者中，中老年患者占比高达 60% 至 70%。"

从表达方式来看，该报道使用了直接引语，如号贩子的原话："'抢号神器'纯属瞎掰，我们就是'人海战术'，'主攻'自助机挂号和网上抢号，有时还得雇人干。"老年患者的原话："我记性、听力都不行，'自助挂号''微信挂号''银行卡绑定'这些玩意儿学了几次还是搞不懂，特焦虑，急死人。"直接引语的使用充分展示了被采访者内心情感与人物个性，为"挂号难""看病难"的新闻事实提供了佐证。

　　该报道总体风格简洁明快、准确贴切。报道以建设性的视角深入探讨医改中的热点问题，回应民生关注，收到了良好的传播效果，人民网等 500 多家重点网站分别在重点位置进行了刊载。

第七章

健康传播经典报道解析

第一节　智勇双全出杰作

——评《甘肃 14 婴儿同患肾病　疑因喝"三鹿"奶粉所致》①

他的一篇报道,揭开了"三鹿婴幼儿配方奶粉重大安全事故"的黑幕,打破了奶粉行业的一个潜规则,导致了食品免检制度的作废及一批失职官员的下台,保护了奶制品消费者的身体健康和生命安全。

这个人,就是《东方早报》国内部记者简光洲;这篇报道,就是《甘肃 14 名婴儿同患肾病　疑因喝"三鹿"奶粉所致》(以下简称"简文",相关报道可识别图 7-1 二维码查看)。

这名记者,这篇报道,创造了质疑性"揭丑"报道的光辉范例,无疑将载入中国新闻史。

现在,让我们翻阅刊登此文的《东方早报》2008 年 9 月 11 日 A20 版,全面剖析

---

① 本节作者:王卫明,南昌大学新闻与传播学院教授;曾绯,南昌大学图书馆馆员。文章转载自《今传媒》2008 年第 11 期。

图 7-1 《甘肃 14 名婴儿同患肾病，疑因喝"三鹿"奶粉所致》的报道

这篇报道的成功之道（采写技巧），总结其特殊的可贵之处和专业价值，思考其中暗藏的"未解课题"。

一、勇气可嘉

在以往的批评性报道中，特别是涉及知名企业的负面报道中，常常以"某企业"之类的模糊说法代替直指其名，这样做，当然有利于避免"得罪"有关机构，避免新闻官司，但舆论监督的效果却会因此大打折扣，甚至完全无效。

2008 年 8 月 28 日，《长江商报》B12 版刊登的《3 个婴儿同一种病 婴儿奶粉是元凶?》一文，报道了 3 名婴儿可能因奶粉而患肾结石，但并没有在报道中点出奶粉品牌，只有这样的表述："孩子们一直都喝着同一个品牌的奶粉，家长怀疑，导致自己孩子发病的原因很有可能是这种奶粉。"

"简文"的可贵之处在于，率先在相关报道中提到了"三鹿"这个奶粉品牌，该报道的主标题便是《甘肃 14 名婴儿同患肾病 疑因喝"三鹿"奶粉所致》——此举抛弃了"某"式监督，突破了"批评性报道常常不点名"的魔咒，表现出一种难能可贵的职业勇气——不仅是记者有勇气，参与编发"简文"的编辑和报社领导也表现出了这种勇气。

"目前新闻环境下，记者在工作中是很矛盾的"，简光洲表示，"通过这次事件，也觉得媒体还是有力量的。""简文"的成功，有力地证明了如下观点：对社会不正常现象，新闻记者及其报道并非无能为力；新闻记者及其报道可以促成社会问题的尽快解决,维护人民利益,推动社会的不断进步。

二、勇气之源

在证据尚不确凿、信息没有被确认之前,媒体点名批评企业,很可能被企业告上法庭,导致败诉和巨额赔偿。但如果媒体的报道手法得当,则不会陷入如此尴尬的境地。

"简文"就是一个成功的例子。该报道见报后,三鹿集团只是要求记者从网站上撤稿,并未提起诉讼,最后甚至低头认错,承认产品有问题。

"简文"之所以能够立于不败之地,就在于采取了以下明智、可靠的报道手法。

(一) 只报道质疑,但不下结论

通观全文,"简文"只是质疑("疑因"),用事实说话,自始至终都没有一口咬定"导致肾结石的病因是三鹿奶粉有问题",文中有"目前尚不知患儿所使用的奶粉是否为假冒伪劣产品"的表述,同时,使用了"或许""可能是""不排除"等推断性词语对有关质疑进行限定。

(二) 做平衡报道,向各方求证

对争议性事实,对争议双方的说法予以"平衡报道"是最保险的手法。一方面,"简文"报道了患儿家长和医生的怀疑;另一方面,报道了三鹿集团对有关质疑的回应。对于三鹿强调"产品质量没有问题"的回应,几乎一字不落地照登,并在副标题中加上"三鹿集团称产品'没质量问题'"等字句。

此外,该报道在"厂方回应"小栏目的新闻标题为《无证据证明婴儿因吃三鹿奶粉致病》,强调了三鹿集团的结论——"目前还没有证据证明患病婴儿是因为吃了三鹿奶粉而致病的"。

(三) 注意保存证据,及时追问可疑之处

在民事及刑事诉讼中,掌握了对己有利的证据,才能胜诉。据记者简光洲介绍,他在采访"三鹿奶粉事件"过程中进行了录音,这样,就保存了可能的诉讼中会用到的证据。

"简文"见报前一天,简光洲打电话到三鹿集团传媒部,确认"三鹿"奶粉是否真的存在质量问题和对婴儿可能因为吃了"三鹿"奶粉而患肾病的情况是否知情。当三鹿集团传媒部的杨小姐回答说"三鹿公司已经委托了甘肃权威质检部门进行了质量检测,结果证明奶粉质量是完全合格的"。记者没有因此信以为真,就此打住,而是继续追问:"甘肃的什么权威质检部门? 是在何时做的检测?"

有以上三个采写措施的"保驾护航",记者就有底气直面被批评对象挑起的新闻官司,至少无须担心败诉,故而可以放心大胆地在新闻媒体发表相关报道。

当然,还有第四个"勇气之源"——"异地舆论监督"。与"本地舆论监督"相比,"异地舆论监督"更不容易受到地方党委政府、经营压力和人情因素等的强力干扰,相关报道更不容易"胎死腹中",记者更有勇气采写相关报道。

《东方早报》是位于上海的一家新兴媒体,三鹿集团则是河北石家庄的企业,"14名婴儿疑因喝三鹿奶粉同患肾病"是发生在甘肃的事件。因此,"简文"的成功,其实是异地舆论监督的成功,也以事实证明了异地舆论监督是维护党和人民根本利益的有效形式。

三、保护"揭丑"记者

"简文"的成功,为新闻记者树立了正面形象,也为英国剧作家汤姆·斯托帕德的以下观点提供了有力佐证:"如果你的目标是改变这个世界,那么新闻工作是一件比较直接、能短期见效的武器。"

"简文"取得巨大成功,采写该报道的记者本人也可避免新闻官司的困扰,但记者的人身安全,却令人担心。

如前所述,"简文"触犯了许多人的既得利益,记者会不会因此遭到报复？正如有人说的那样,"当企业的利益遭受严重损害时,它可以丧心病狂不顾一切"。

从事"揭丑"报道的记者,为维护社会公共利益做出了巨大贡献,让他们独立面对这样的威胁、危险,是不公平的,也是不合适的。

保护"揭丑"记者,就是保护"社会良心"和"社会公器"。我们设想一下,能否建立一种保护"揭丑"记者的公共安全机制？例如,在必要的情况下,动用警方力量,暗中或公开保护简光洲这类记者。

若"揭丑"记者的人身安全都能得到足够保障,将给予"揭丑"记者更大勇气,将会有更多记者投身于"揭丑"这一事业。

第二节　问题疫苗监督报道的巅峰之作
——评爆款网文《疫苗之王》[①]

第十三届全国人民代表大会常务委员会第十一次会议于 2019 年 6 月 29 日通过了《中华人民共和国疫苗管理法》(以下简称《疫苗管理法》),该法为国内疫苗管理、质量和供应的监督把控、疫苗接种规范等提供了相应的法律保障和依据,彰显了国家对公众健康、公共卫生安全维护的决心和毅力。

被誉为国内首例自媒体参与推进公共政策革新的经典之作——《疫苗之王》可以说是《疫苗管理法》出台和实施的"吹哨人"(相关报道可识别图 7-2 二维码查看)。一篇公众号文章在推送出去"一个小时后阅读量超过两百万",成为年度现象级自媒体作品,更被中国新闻史学会应用新闻传播学会评为"2018 应用新闻

---

① 本节作者:王卫明,南昌大学新闻与传播学院教授;纪佩吉,南昌大学新闻与传播学院博士生。

传播十大创新案例"。①《疫苗之王》是如何霸屏,创造出不俗的影响力和罕见的传播度的？其文本的魅力何在？本节试图从新闻写作的角度对其文本进行详细剖析,以窥探其写作特点及相应的优势,并据此对自媒体文本写作进行反思。

图 7-2 《疫苗之王》报道

一、"不合格"的标题读完却发人深省

从新媒体的传播特性来看,"疫苗之王"显然不是一个合格的标题,甚至有人会笑称:"如果新媒体小编起一个这样的标题出来,应该会被上司骂惨。"这四个字的标题既没有标题党的吸睛技巧,也不符合各种"体"的勾魂套路,反而给人一种传统纸媒整版调查报道的压迫感和严肃感。

张志安认为:"疫苗之王"一语道破高俊芳、韩刚君和杜伟明三位占据中国疫苗半壁江山的企业负责人的显著地位,简洁有力又设置了悬念,吸引了公众阅读。② 认知语言学强调,一个句子在任何位置上的句法成分都可以成为信息焦点。新闻传播者会把自认为相对重要的、需要新闻受众格外注意的信息点通过一定的语言手段表达出来,在标题里利用语言手段来突出焦点信息以吸引读者的眼球尤为重要,这也是新闻标题作者常用的一种策略。新闻标题中用来突出焦点信息的语言手段通常是利用一些焦点标记。③ 在这里,"之"就是作者借以突出焦点信息的焦点标记,"之"的使用使得"王"的焦点位置更为突出,为"王"加注了自然的重

---

① 李在磊.公众号"兽楼处"创始人兽爷:为了更安全地活着[N].南方周末,2018-12-27.

② 张志安,王惠玲.机构媒体、随机新闻行动与新闻业的角色流动[J].新闻与写作,2019(5):68.

③ 吴珏.新闻标题的主观性:语用身份论视角[M].广州:暨南大学出版社,2019:95-96.

读。而"王"则是作者使用的隐喻策略,作者采用物理相似性和心理相似性这两大原则共同构建了标题的隐喻色彩,当读者阅读完全文之后,不仅对"疫苗之王"的能指和所指豁然开朗,而且能产生发人深省的效果和感慨。

二、日记式写作亲切自然

作者以第一人称"兽爷"自居,行文中清晰的时间线,日记式的写作手法,使读者读来颇感亲切、自然、真实。

用日记的形式写新闻报道,在西方是有传统的。比如英国《每日新闻报》曾用日记形式报道过巴黎公社,著名作家马克·吐温也用这种形式报道过波斯王访问英国。①

文章中的日记式写作手法主要体现在以下三点:第一,线性叙事。从开篇的2001 年,到报道推送的最近时间点 2018 年 7 月 11 日,再到结尾回忆 1989 年美国默克公司将乙肝疫苗技术转让给中国,全文基本遵从严密的时间线铺开叙述。第二,以"兽爷"自居,第一人称叙事视角。比如"兽爷"的好友"你包叔"说:"这些数字是什么意思,我是一点都看不懂的。"第三,结构灵活,段落清晰,语言简洁。

这种日记式的写作手法,看似是对事实的罗列,采用流水账式的叙述,全文没有引经据典、旁征博引,也没有细致入微的细节描写,更没有华丽的辞藻和荡气回肠、跌宕起伏的情节,却能够撼动读者的心灵,引发疫苗行业的大地震,使人不得不惊叹于作者对这种日记式的娴熟运用,归结起来主要有以下四点。

第一,故事性开头,埋下伏笔,设置悬念,吸引读者继续阅读。报道的开头是"2001 年,东北一家国有疫苗公司悄无声息进行改制"。作者深谙自媒体时代受众碎片化的阅读习惯,因此故意欲言又止,不挑明国有疫苗公司改制的目的是什么,而是设下悬念写道:"多年后再回首,人们才明白其中意义。"

---

① 李卓.以进取的精神搞新闻报道:推荐一组日记体报道[J].新闻记者,1983(8):38.

第二,全文3,700字左右,分成四个部分,共84段,每个部分仅以简单的阿拉伯数字区隔。这样的写作和编辑处理,一是为了方便手机屏幕阅读,二是使文章显得简短、清晰,有利于受众构筑短时记忆,分段、短句、时间递进,使受众可以较为轻松地在阅读过程中梳理文章的时间线,在大脑中厘清疫苗事件的来龙去脉。

第三,日记的主要特点是面向自己进行写作,它是一种最纯粹、最隐私的私人著述,其本意不仅无心传世,而且担心别人窥探。正是因为日记只是面对自己的灵魂说话,所以能毫无顾忌,畅所欲言,赤裸裸地写出事情的真相和表达真实的情感。[1] 能做到日记式报道,仿佛亲历,在读者脑海中仿佛放映着一张张幻灯片,真实感、现场感强烈,这种底气来自作者本人扎实的文字功底以及翔实的资料收集和长期的观察。"兽爷"本名张育群,曾在《南方周末》任职记者多年,有着丰富的写作经验和新闻调查基本功。"兽楼处"属于财经类垂直机构媒体,平常主要发布房地产相关内容,但由于长生生物假疫苗事件也属于企业违规行为,所以属于"兽楼处"关注的财经领域。垂直机构媒体在报道选题上不仅体现出自身领域的专业性,而且能够与社会公众的切身利益紧密关联,因而能够引起舆论关注。垂直机构媒体具有优异的挖掘新闻选题的能力,它们长期观察所在行业动态发展,对特定行业的了解远胜于其他媒体,对所处行业发生的社会议题更加敏锐。[2]

报道见诸媒体之后,长生生物第一时间做出了回应,但是仅指责该篇报道没有新东西,只是拼凑了过去的报道,却没有发出诸如"报道不实、将诉诸法律"之类的强硬指控。可见作者对于材料的选取之谨慎,写作之考究,因为作者的报道内容全部是从疫苗公司年报、国家药监局等政府部门通稿和三大财经媒体的新闻报道中获取的,做到了客观公正,写作点到为止。

第四,反弹琵琶出新意。报道中多次用到反语、对比,语言幽默,戏谑却能给读者留下一个大大的问号,指引读者从对比中去思考事件背后深层次的原因。

---

[1] 钱念孙.论日记和日记体文学[J].学术界,2020(3):215-216.

[2] 张志安,王惠玲.机构媒体、随机新闻行动与新闻业的角色流动[J].新闻与写作,2019(5):65-66.

《疫苗之王》这个标题本身就构成了落差反弹。"王",天下所归也,象征富贵、敬畏、崇高的"王",其重心却是落在了"王"的反面、贬义色彩上,起到反弹琵琶的落差效果。张虹认为《疫苗之王》中所使用的反语起到了三大作用:其一,增强了愤怒情绪的表达效果。字面上的正面肯定与字里行间的愤怒、不平构成极大反差,巨大的张力增强了情感的感染力,相比于直接谴责方式,反语表达了更强烈的愤怒。其二,增加了情绪的丰富度。运用反语,不仅表达了对涉事企业的愤怒,更表达了对监管部门的讽刺、抱怨、否定,还包含了对荒诞事实的无奈、无力,这些都能在更大范围上引起普通公众的情感共鸣。其三,使用反语可以克制地表达情感,使表达者维持了表面的文明礼貌,显示了更加理性、可信任的形象。①

三、抽象阶梯,保持低位

"抽象阶梯"这一术语由塞缪尔·I.早川(S.I.Hayakawa)于1939年提出。"抽象阶梯"的底端是具体或特定的形象,顶端是一般性的问题、主题或普遍的情绪。②

作者剥洋葱式的报道叙事,一个又一个的铺垫,大多保持抽象阶梯低位的叙事,浅显易懂,指引受众怀揣着挖矿寻宝的心理去层层揭开疫苗事件的本质,在这种心理期待下,当受众最终揭开"疫苗之王"的发家史时,领悟到毒疫苗"杀人"的危害性时,其惊讶、愤怒就会更胜几分。

在抽象阶梯上保持低位可以帮助我们"展示"而非"告诉"……每个故事都必须包括一些"高位"的抽象材料,但记者应该努力去降低它的位置。③

面对国有资产私有化、疫苗公司上市、资本蚕食的路径、行业潜规则、长生生物造假、相关人员贪污受贿等位于抽象阶梯高位的概念,作者通过具体的时间、精确的数字、每一种疫苗的专业名称,到事件过程中每一关键步骤的细致描写,逐步

---

① 张虹,周思齐.移动社交时代新闻文本生产转型启示:以《疫苗之王》为例[J].怀化学院学报,2019(12):127.
② 萨利赫.新闻写作的艺术[M].陶娟,译.北京:中国人民大学出版社,2017:179.
③ 奥拉斯基.街头新闻与抽象阶梯[J].王卉,李晨,译.财富时代,2020(10):44.

降低抽象阶梯的位置,帮助读者打破意识形态的藩篱,既提高文章的阅读性,又降低了理解难度(如图7-3)。

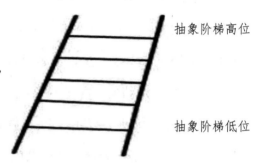

贱卖国有资产　　　　　　　　　　　　　抽象阶梯高位

高俊芳把2 000万元打进公司账户,
要将长生生物私有化

高俊芳的出价是每股2.4元;而当时多　　　　抽象阶梯低位
位竞标者表示,他们愿意出每股3元的价格

图7-3　《疫苗之王》抽象阶梯图

四、反思

《疫苗之王》关注民生中的基本问题,以新闻主角为标题,通过日记式的写作风格,巧用反语、对比、隐喻等写作手法,将各种抽象阶梯高位的概念逐个敲碎,运用低位的抽象阶梯叙事在注意力经济时代持续霸屏,引起公众的情感共鸣,促进了公共政策的革新与完善,为自媒体新闻报道与写作提供了一个典型的范本。

然而,反思当前自媒体新闻报道的写作、编辑与推送,仍然有许多需要完善和改进之处。首先是尊重事实,一切从事实出发。反观当下自媒体的现状,假新闻和有偿新闻仍然层出不穷,守住媒体人的底线,维护新闻的真实性应该常论常新、常思常进。其次是专注,不少自媒体为了争炒热点,涉猎广泛,墙头草随风倒,却无一精专。术业有专攻,自媒体更应该在自己专业的领域内做精、做细,持之以恒才能做大、做强。最后,眼睛要向下,想群众所想,急群众所急,从受众本位来采写新闻,商业与专业双重导向并不矛盾,只有赢得受众才能兼顾社会效益和经济效益的双赢。

健康宣传日/宣传周

月份	日期	宣传日/周	备注
一月		国际麻风病节	世界防治麻风日每年1月最后一个星期日
三月	3月3日	全国爱耳日	
	3月4日	世界肥胖日	
	3月17日	中国国医日	
	3月21日	世界睡眠日	
	3月24日	世界结核病防治日	
四月	4月7日	世界卫生日	
	4月15日	全国肿瘤防治宣传周	
	4月25日	全国儿童预防接种宣传日	
	4月26日	全国疟疾宣传日	
		世界免疫周	4月的最后一周
五月		世界防治哮喘日	5月第一个周二
	5月15日	全国碘缺乏病宣传日	
		全国助残日	5月第三个周日
	5月20日	世界母乳喂养宣传日/中国学生营养日	
	5月31日	世界无烟日	

续表

月份	日期	宣传日/周	备注
六月	6月6日	世界爱眼日	
	6月14日	世界献血者日	
七月	7月28日	世界肝炎日	
八月		世界母乳喂养周	8月第一周
九月	9月1日	全民健康生活方式	
	9月16日	乙肝科普宣传日	
	9月20日	世界爱牙日	
	9月21日	世界老年性痴呆病宣传日	
		世界心脏病日	9月最后一个星期日
十月	10月8日	全国高血压日	
	10月10日	世界精神卫生日	
		世界视觉日	10月第二个星期四
	10月22日	世界传统医药日	
	10月28日	世界男性健康日	
	10月29日	世界脑卒中日	
十一月		全国食品卫生法宣传周	11月第一个周
	11月14日	世界糖尿病日	11月的第三周
		世界提高抗生素认识周	
十二月	12月1日	世界艾滋病日	
	12月15日	世界强化免疫日	

健康传播类部分影片①

影片名称	出品年份	导演	备注
《白衣战士》	1949	冯白鲁	
《李时珍》	1956	沈 浮	中国首部具有健康传播特色的影片
《护士日记》	1957	陶 金	
《为了六十一个阶级弟兄》	1960	谢 添 陈方千	
《白求恩大夫》	1964	张骏祥 李舒田 高 正	
《枯木逢春》	1961	郑君里	
《无影灯下送银针》	1974	桑 弧	
《红雨》	1975	崔 嵬	
《春苗》	1975	谢 晋 颜碧丽 梁廷铎	登上《人民电影》和《人民画报》创刊封面的影片
《苦难的心》	1979	常甄华	
《姑娘的心愿》	1981	毛玉勤 滕进贤	将主人公设定为医务工作者并展现其工作经历的影片
《人到中年》	1982	王启民 孙 羽	首部获重量级主流奖项认可的影片(金鸡／百花奖)
《华佗与曹操》	1983	黄祖模	以医疗为线索展现的历史题材健康故事片
《神医扁鹊》	1985	崔 隐	古代医疗人物立传性质的故事片
《死神与少女》	1987	林洪桐	
《爱滋病患者》	1988	许同均	中国首部反映艾滋病题材的电影
《红十字作证》	1991	佳 木	
《黄连·厚朴》	1997	丁荫楠	
《真心》	2000	广春兰	首部展现少数民族医疗工作者题材的电影,华表奖获奖影片

---

① 本部分内容整理者:彭俊颖,南昌大学新闻与传播学院博士生。

续表

影片名称	出品年份	导演	备注
《王忠诚》	2003	钱泠泠 孙成	(传记电影)
《青春的忏悔》	2003	徐文雁	首部反映青少年艾滋病预防的电影
《天生一对》	2006	罗永昌	
《大爱如天》	2007	高力强	
《医痴叶天士》	2008	方军亮	古代医疗人物立传性质的故事片
《海洋天堂》	2010	薛晓路	讲述了一个父亲倾尽所有,守护孤独症儿子的感人故事
《最爱》	2011	顾长卫	首部进入主流院线的艾滋病议题的电影
《精诚大医》	2011	海涛	首部展现中医文化且医务人员实体参演的电影
《乡医》	2012	张利鹏	
《夜来香》	2013	钟海	首部涉及艾滋病题材的公益性电影
《大明劫》	2013	王竞	影片讲述了崇祯十五年(1642年)瘟疫横行,江湖游医吴又可临危受命,大胆提出对《伤寒论》的质疑,提出自创一套的祛病方法,创立《瘟疫论》
《门巴将军》	2013	马会雷	
《滚蛋吧!肿瘤君》	2015	韩延	
《生门》	2016	陈为军	
《判我有罪》	2016	孙亮	
《送我上青云》	2017	滕丛丛	首部关注女性卵巢癌的影片
《你若安好》	2017	刘抒鹃	
《我不是药神》	2018	文牧野	触及抗癌药昂贵的现实,展现我国推进医药改革的显著成就,引发强烈关注
《河间圣手》	2018	孙爱国	该片以真实史料记载为依据,讲述了中医历史上著名的"金元四大家"之一、"寒凉派"创始人刘完素在乱世中救死扶伤的故事
《送你一朵小红花》	2020	韩延	围绕两个抗癌家庭的生活轨迹,讲述了一个男孩和一个女孩的朦胧爱情故事
《天赐良医》	2004	约瑟夫·萨金特	一个白人外科医生和一个有医学天分的黑人杂役携手合作,成为心脏外科手术的先驱者
《妙手情真》	1998	汤姆·沙迪亚克	根据真人真事改编,主人公 Patch Adams 怀着帮助病人的满腔热忱,实践他的情绪治疗法,并开设免费诊所为穷人服务

续表

影片名称	出品年份	导演	备注
《恩赐妙手》	2009	托马斯·卡特	美国一个在贫民窟长大的黑人男孩,克服心理障碍,通过个人奋斗,从差生变成优等生,考上了名牌大学,最后成为著名的脑科医生
《传染病》	2011	史蒂文·索德伯格	一种靠着空气就能传播的致命病毒,世界各地的医疗组织争分夺秒研究病毒抗体
《红胡子》	1965	黑泽明	医学院毕业生保本来到穷乡僻壤的小石川诊所实习,老师是被称作红胡子的古怪医师。红胡子是当地远近闻名的杏林高手,默默地行医,不畏权贵,不计酬劳,手下治愈的病人不计其数。在协助红胡子救死扶伤的过程中,保本逐渐发现了医德的重要,并修正了自己的人生态度

健康传播类部分电视剧①

作品名称	出品年份	导演	备注(奖项或出品公司)
《一个医生的故事》	1993	孙亚舒	获1993年全国优秀电视剧飞天奖一等奖;1993年度中宣部"五个一工程"优秀作品奖
《永不放弃》	2001	郑晓龙 沈涛	
《爱在生死边缘》	2002	安战军	中央传媒股份有限公司出品
《神医喜来乐》	2003	黄力加 江洪	该剧以悬壶济世的民间郎中喜来乐的跌宕人生为主线,以戊戌变法、红颜知己恋情和同行冤家为支脉,描绘了在清末社会大背景下的小人物命运。该剧获得中国电视金鹰奖长篇电视剧优秀作品奖;由李保田、沈傲君等主演
《急救生活》	2005	祝君	
《无限生机》	2005	徐庆东	
《红十字背后》	2005	姚远	
《最后诊断》	2006	王瑞	

---

① 本部分内容整理者:彭俊颖,南昌大学新闻与传播学院博士生。

作品名称	出品年份	导演	备注(奖项或出品公司)
《柳叶刀》	2009	张建栋 白 涛	该剧由王学兵、李光洁、张歆艺主演,讲述了女医生许曼的妹妹死后,她在追踪线索时发现其妹死因与医院内幕有关,因此潜入医院查明真相,从此揭开黑幕
《医者仁心》	2010	傅东育	
《生死依托》	2010	康 宁	全国新型农村合作医疗改革鄂尔多斯为故事背景
《无影灯下》	2011	张建栋	
《心术》	2012	杨 阳	第29届中国电视剧飞天奖长篇电视剧三等奖
《国医》	2012	赵宁宇	以"国医大师"班秀文教授为原型,表现广西老一代中医药民族医药专家的人生经历和成长轨迹,由卢奇、唐萍主演
《到爱的距离》	2013	简川訸	山东影视集团(山东电影电视剧制作中心)出品
《今夜天使降临》	2013	杨 阳	由北京金色池塘和北京完美星空共同出品
《产科医生》	2014	李小平	该剧讲述了医术高明的海归医生肖程与实习医生何晶在既是名利场又是生死线的第一产科共同见证生与死,爱与责任,一起成长蜕变,从排斥到相爱的感人故事
《产科男医生》	2014	周德华	该剧以妇产科为背景,讲述了一群工作在妇产科的男医生的艰辛与不易
《爱的妇产科》	2014	蒋家骏	都市医疗行业励志题材剧,由六个不同的单元剧组成,讲述了人工流产、未婚先孕、试管婴儿等敏感社会话题
《青年医生》	2014	赵宝刚 王 迎	由北京鑫宝源影视投资有限公司和北京完美影视传媒股份有限公司联合出品
《天使的微笑》	2014	陈 珂	北京环亚美视传媒有限公司出品
《长大》	2015	林妍	SMG尚世影业、北京华美时空文化传播有限公司出品
《急诊室故事》	2015	郭 娜 王昕轶	急诊室是全医院最为忙碌的一个地方,这里每一天都会面临各种突发状况,每一天都会接待形形色色的任务,故事就是在这样的地方展开
《急诊科医生》	2017	郑晓龙 刘雪松	由张嘉译、王珞丹主演,该剧讲述了急诊科主任医生何建一与海归医生江晓琪从一开始的互相审视,到互相理解、渐生情愫,并携手克服种种困难,救治患者,救赎自我的故事

续表

作品名称	出品年份	导演	备注(奖项或出品公司)
《外科风云》	2017	李雪	国内五部经典医疗剧之一,由靳东、白百合主演,故事中的男女主角都是医生中的佼佼者,男主角是海外留学生,他辞掉了之前报酬丰厚的工作,回到祖国,回到家乡
《儿科医生》	2017	周德华	由罗云熙、凌潇肃、曾黎等主演的都市情感励志剧。该剧根据真实事件改编,讲述了发生在儿科诊室里既真实又动人的暖心故事
《爱的厘米》	2020	潘越	由上海剧行天下、新媒诚品、华录百纳出品
《豪斯医生》	2014	葛·艾坦尼斯	讲述了普林斯顿大学附属医院脾气古怪的格雷戈·豪斯医生,利用自己的一套医学理念,和三名出色的助手解决无数疑难杂症的故事
《实习医生格蕾》	2005	珊达·莱梅斯等	该剧以医学为主题,描写了一群年轻的实习医生之间的情感纠葛和他们在事业上的前进与磨炼,在高强度医生训练的同时又掺杂了大量的喜剧和爱情元素,剧情幽默中略带纠结
《大长今》	2003	李炳勋	《大长今》是韩国励志古装历史剧,讲述了一代奇女子徐长今是如何通过自己的努力成为朝鲜王朝历史上首位女性御医,被中宗赐"大长今"称号的故事

健康传播类部分图书①

书名	作者	出版年份
《张文宏教授支招防控新型冠状病毒》	张文宏	2020
《张文宏说传染》	张文宏	2020
《洪昭光健康经》	洪昭光	2015
《高血压自我管理》	陈伟伟	2022
《吃的真相》	云无心	2009
《现代人看中医》	曹军、冯清	2014
《心外传奇》	李清晨	2012
《细胞生命的礼赞》	刘易斯·托马斯	2020
《病者生存》(*Survival of the Sickest*)	沙伦·莫勒姆	2007
《病毒星球》(*A Planet of Viruses*)	卡尔·齐默	2011
《消失的微生物》	理查德·道金斯	2014
《自私的基因》(*The Selfish Gene*)	理查德·道金斯	1976
《医学的真相》(*The Laws of Medicine*)	悉达多·穆克吉	2015
《医生的修炼:在不完美中探索行医的真相》	阿图·葛文德	2015
《医生的精进:从仁心仁术到追求卓越》	阿图·葛文德	2015
《最好的告别:关于衰老与死亡,你必须知道的常识》	阿图·葛文德	2015
《我们为什么会生病》	伦道夫·M. 尼斯、乔治·C. 威廉斯	2018
《神经外科的黑色喜剧》	法兰克·佛杜锡克	2006
《5G 时代的健康传播:快速进阶实战指导》	刘哲峰、施琳玲、邹颖波	2021

---

① 江西中医药大学 2021 级药学专业本科生王熙远搜集整理。

图书类

1.世界卫生组织,国际劳工组织.公共卫生突发事件中职业安全与健康:医护人员和应急救援者防护指南[M].北京:科学出版社,2020.

2.孙昕霙.健康传播学教程[M].北京:北京大学医学出版社,2020.

3.邱亚文.世界卫生组织:体制、功能与发展[M].台北:台湾新世纪文教基金会,2007.

4.张自力.健康传播与社会[M].北京:北京大学医学出版社,2008.

期刊类

1.童兵.公共卫生传播和应急治理的一次大考[J].新闻界,2020(4).

2.杨保军.准确理解新闻的"整体真实"[J].新闻界,2020(4).

3.骆冬松,胡翼青.谣言传播的媒介化:数字元技术时代公共危机事件的话语斗争[J].新闻界,2020(4).

4.王卫明,尹晶晶.健康传播类抖音账号的运营策略:以"健康中国"为例[J].新闻论坛,2020(4).

5.蔡洁,俞顺洪.全球卫生治理重塑中的WHO[J].上海对外经贸大学学报,2021,28(1):49-63.

6.代涛,韦潇,郭岩.世界卫生组织的政策类型及其特点[J].中国卫生政策研究,2010(4):47-51.

7.章梅芳,洪传安.世界卫生组织的科学传播实践探究[J].科学教育与博物馆,2017,3(1):34-39.

学位论文类

1.薛骁.突发公共卫生事件中媒体议程设置的变化[D].上海:复旦大学,2014.

2.刘茜.对中国媒体公信力与话语权的思考[D].长沙:湖南师范大学,2013.

3.李春嘉.世界卫生组织的发展获得成功的原因分析[D].北京:北京大学,2007.

网络文献类

1.记者面对职业心理创伤应急指南[EB/OL].(2020-02-06)[2020-05-19].https://shimo.im/docs/3gVkvh38XwpCQtc8/read? from=timeline&isappinstalled=0.

2.世界卫生组织[EB/OL]. http://www.who.int.

网站类

1.中国国家卫生健康委员会 www.nhc.gov.cn

2.世界卫生组织 www.who.int

3.中国健康教育网 www.zgjkjy.org

微信公众号类

1.健康传播大会(微信号 chcc-thu)

2.健康婧传播(微信号 SujingHC)

3.健康传播(微信号 zgylzmtlm)

《黄帝内经》说:"上工治未病,不治已病,此之谓也。"关于疾病预防的健康传播,就是"治未病"的一种方式。

无论是城市还是乡村,都需要大量的健康传播。当然,乡村尤其需要大量的健康传播。

2015年3月5日,我在《南方周末》发表小文《乡村缺健康传播》,其中写道:"健康传播是一种传播健康知识、分享医疗资讯的行为,可以降低人类的患病率和死亡率、提高人们的健康水准和生活质量。我曾向乡亲们介绍防病知识,劝他们炒菜少放盐,少吃过咸的菜品,或尽早就医,但似乎效果不佳。也许,我的健康传播,规模还不够大,方式还不够正式,还不足以引起乡亲们的重视。也许,当地的卫生局、乡镇政府、村委会、卫生所,应该多做一些健康传播的工作,制作更多的保健知识宣传栏,发放更多的保健知识卡片,组织村民每年体检一次,组织村民观看重大疾病防治知识宣传片。当然,有关方面在加大健康传播力度时,一定要尽量保证相关信息的科学性、权威性,并注意引导村民莫要相信来源不权威、原理不科学的保健'伪知识'。"

江西省上栗县赤山镇楼下村村委会主任许建萍在微博上私信我:"您在《南方周末》讲到的农村健康传播是一个利国利民的好课题,期望王教授能以农民利益为重,研究一下这个问题。"网友"安静"则留言:"非常赞同王教授的提议,农村确实存在严重缺乏科学生活习惯的传播,缺乏高盐、高脂肪摄入后危害宣传。"

作为农家子弟,我一定会继续研究农村健康传播,也希望有更多的人来关注、研究、参与农村健康传播,更希望农民每年体检一次。每次体检,都是一次健康传播的好机会。

城市也需要健康传播。2012年,我患腰椎间盘突出症严重到无法站着授课,经过针灸、理疗、吃药、牵引等多种治疗之后,病情未明显好转,差点上了手术台。后来,我听从南昌大学医院两位医师的建议(职业性的健康传播),转向倒走、悬吊、睡硬板床、不提重物、下蹲不弯腰、腰部保暖等免费物理疗法,病情开始逐渐好转,直至痊愈。后来,我再遇到腰椎间盘突出的亲友,就劝其采用物理疗法(非职业性的健康传播),甚至专门拍了一个腰椎间盘突出症免费疗法小视频放在自己的微博"新传王卫明"和抖音"师者王卫明"供病患参考。

南昌大学新闻与传播学院陈佳丽博士(负责4万字)、南昌大学新闻与传播学院副教授余玉、南昌大学新闻与传播学院讲师佟霏、南昌日报社资深记者万晓霞、南昌大学图书馆馆员曾绯(负责5万字)、南昌大学附属口腔医院主任医师史彦副教授、赣州市人民医院罗金炫、江西省人民医院副主任医师龙成美、南昌大学第二附属医院护理部副主任方亮、新余市资深心理医生伍桂珍、广州妇儿中心医师欧阳妮、江西中医药大学教师江志辉、江西中医药大学讲师李婷玉、江西中医药大学教师邓淑芬、江西中医药大学党委宣传部欧阳苗、南昌大学第二附属医院科员高兴、江西省万载县黄茅镇光明卫生所负责人王信伟等参与本书的编写、组稿与推广。南昌大学硕士罗俊敏、暨南大学硕士生顾馨月参与整理书稿,南昌大学硕士生宗梦、袁婷娜、周莎莉、肖艳和中国传媒大学硕士生朱弢、厦门大学硕士生郭薇、华南理工大学硕士生郭玉婷参与校对书稿。

感谢南昌大学葛刚、徐亮、程志红、费丽、陈信凌、郑智斌、廖曼郁等同事和中国传媒大学图书馆馆长龙小农教授、中国传媒大学研究生院院长任孟山教授对本书出版提供宝贵支持。

　　本书系南昌大学校级"一流本科课程"建设项目(融媒体报道)的阶段性研究成果。本书第三章部分章节是国家社科基金项目"当代中国语境下的家庭传播研究"的阶段性研究成果。

　　本书没有注明编者、作者的章节,系根据多方资料整理而成,并非本书编者原创,欢迎有关作者联系本书主编,以便补充说明。

王卫明

2022 年 11 月 20 日

图书在版编目(CIP)数据

互联网时代的健康传播/王卫明,陈佳丽,余玉主编. --北京:中国传媒大学出版社,2022.12
(2024.1重印)

ISBN 978-7-5657-3091-7

Ⅰ.①互… Ⅱ.①王… ②陈… ③余… Ⅲ.①健康—传播学—研究—中国 Ⅳ.①R193

中国版本图书馆 CIP 数据核字(2022)第 194514 号

互联网时代的健康传播

HULIANWANG SHIDAI DE JIANKANG CHUANBO

主　　编	王卫明　陈佳丽　余　玉	
策划编辑	裴向敏	
责任编辑	裴向敏	
封面设计	拓美设计	
责任印制	李志鹏	

出版发行	中国传媒大学出版社			
社　　址	北京市朝阳区定福庄东街 1 号		邮　　编	100024
电　　话	86-10-65450528　65450532		传　　真	65779405
网　　址	http://cucp.cuc.edu.cn			
经　　销	全国新华书店			

印　　刷	唐山玺诚印务有限公司			
开　　本	787mm×1092mm　　1/16			
印　　张	11.75			
字　　数	164 千字			
版　　次	2022 年 12 月第 1 版			
印　　次	2024 年 1 月第 2 次印刷			

书　　号	ISBN 978-7-5657-3091-7/R · 3091		定　　价	58.00 元

本社法律顾问:北京嘉润律师事务所　郭建平